「一生よく見える目」をつくる！

加齢黄斑変性

Age-related Macular Degeneration

Treatment and Prevention

治療と予防 最新マニュアル

尾花 明

聖隷浜松病院眼科部長

CCCメディアハウス

はじめに

人はみな「歳はとりたくない」と願うものです。しかし、時間は平等に過ぎて、「老化」は確実にやってきます。「老化」はカラダの機能を徐々に奪い、ついこの前までできていたことがだんだんできなくなります。また、五感が鈍り、好奇心を失うことで旅先の絶景を見ても感動が薄れてしまったり、新しい情報も処理できなくなって、最近耳にしたことはすぐに忘れてしまったりします。

「人生百年時代」と言われる昨今、この「老化」と上手に向き合うことは、現代人にとって必要不可欠な心構えと言えるでしょう。いままさにその時を迎えようとしている人はもちろん、「まだ自分には関係ない」と考えている中年真っ盛りの人にとっても、「長い老後」を楽しく過ごすために正しい知識を身につけ、「老い」に向けて準備しておくことが大切です。

昭和三十三年生まれ、齢六十三を迎えた筆者も「老化」を実感する場面が増えてきました。眼科医として見え方のトラブルを抱えた患者を何万人も診てきましたが、自分自身、遠近両用メガネがないと魚の小骨が見えず、プラスチックフィルムの継ぎ目がわからずイライラし、会議の配布資料を読むのもうんざりするようになり、患者さんがよく口にされる愚痴どおり、目から老化を実感するようになりました。

これらは水晶体の硬化と着色がもたらす調節力ならびにコントラスト感度の低下によるもので、**いま見えている世界は、二十歳の頃に見えていた世界とは違います**。変化は徐々に起こるため気づいていないだけで、**見え方は確実に「老化」しています**。桜のピンクも、菜の花の黄色も、新緑の緑も、みんな昔見えていた色とは違うのです。

ただし、水晶体の硬化と着色によるこのような現象は、すべて「生理的老化」であり、生物として当然の変化です。五感が鈍れば世間の嫌なことに感じるストレスも減るし、死に対する恐怖さえも和らぎ、よい面もあります。ところが、ここに「病的老化」が加わると厄介です。人生に苦難がわき起こります。周りに迷惑をかけます。

眼の「病的老化」としては**白内障**、**緑内障**がよく知られていますが、もうひとつ、最近注目されているのが「**加齢黄斑変性**（**Age-related Macular Degeneration＝AMD**）」です。ＡＭＤは欧米人の失明原因のなかでもっとも多く、古くから恐れられてきました。わが国でも近年増加していて、テレビ番組や新聞・雑誌で紹介される機会が増えました。「加齢」と名がつくように、その原因の根底には「老化」があり、誰もが発症する可能性のある病気です。実際に目にどのような異常が起こるのかはおいおい詳しくお話ししますが、眼球の底（眼底）にある網膜の、特に中心部分が壊れる病気で、まず、見たいところ（視野の真ん中）が見えなくなり、見えない範囲がだんだん広がっていく病気です。厄介なことにひとたび発症したら根治はできず、生涯、失明の恐怖と戦うことになります。

現在の患者数は世界中で約2億人、わが国では約90万人と推定されます。50歳以上の日本人の63人にひとり程度がＡＭＤに苦しんでいることになります。

日本人の平均寿命（2020年）は女性が87・74歳、男性は81・64歳。女性は8年、男性は9年連続で過去最高を更新中であり、それぞれ世界1位と2位（1位はスイス）。「人生百年時代」というフレーズが囁かれるのもうなずけます。それは、戦後の苦境から努力して這い上がった日本の輝かしい成果と言えるでしょう。

しかし、そう喜んでばかりもいられません。実際には、何不自由なく元気に百歳を迎えられる人は稀で、ピンピンコロリという理想を全うできる高齢者はほんのひと握りです。現実はそんなに甘くありません。

日本は健康寿命（平均寿命から寝たきりや認知症などの状態を除いた、自立した生活ができる期間）においても男女平均で74・1歳と世界第1位（2019年）を誇っていますが、この「寿命差」からもわかるように、大勢の人が晩年の10年前後をさまざまな病気や不調を抱えて生きていることがわかります。

カラダの不調は、どこに生じても不便なものですが、**とりわけ視覚を失うことは日常生活に甚大な支障をもたらすとともに、生きる楽しみさえ奪います**——と言うと語弊があるのでお断りしておきますが、たとえば生まれつき視覚障害のある方は、成長の過程で視覚に代わる他の知覚が発達し、豊かな人生を歩むことができますし、眼病を患ったのが比較的若い時期だった場合も、努力と適応力で豊かな人生を送っている方々がたくさんいらっしゃいます。

しかし、高齢になってからの視覚喪失は「非常に厳しい」と言わざるを得ません。もともとカラダの適応力が低下しているうえ、努力する気力もわかず、結局、家の中に閉じこもってしまいがちです。そうやって、社会から遠ざかっていくことで認知機能が低下し、さらに閉じこもるという悪循環に陥ります。私は、日々の臨床でそんな高齢者によく出会います。というより、眼科医はほとんど、そのような高齢者とのかかわりのなかで日常的に仕事をしているのです。

お年寄りの患者さんたちと話していて筆者が強く感じるのは、「**目には寿命がある**」ということを考えずに過ごしてきた方が多いということです。心臓や腎臓と同じように、目も老化によって機能が低下し、やがて寿命が尽きます。もし、人生を終える前に目が寿命を迎えるとしたら、それはとても悲しく、残念なことではありませんか。だからこそ、人生の晩節でもしっかりと見える目を保つために、**「カラダの寿命」と「目の寿命」を合わせる**必要があります。目が見えなくなってしまっては、もう遅いのです。そうなる前に「**眼の病的老化に対する知識を持って備えましょう！**」というのが、本書の主旨です。災害に備えるのと同様に、目の寿命が来る前に対策を施して、ぜひみなさん、目の寿命を延ばしてください。

テレビでは保険のＣＭがよく流れていますね。もちろん、老後を迎えるにあたってお金はとても大切なテーマです。でも、目の健康を維持することもそれと同じくらい重要なことだと思います。日々診療を続けていて私が感じるのは、不調を訴えて眼科を受診する高齢の患者さんには、その備えをしてこなかった方々がとても多いということです。特に健康自慢の高齢者ほど、自分が「老化」するという事実を受け入れたくないものです。そのために、かなり病気が進んでも放置している場合があります。

なかでも気をつけていただきたいのが、最近その患者数が増加していて、これ

からもっと増え続けることが予想されるAMDです。白内障や緑内障と比べてその認知度が低いこともあって、それがいかに怖い病気であるか、身近に罹患した方でもいないかぎり、ご存じの方は少ないと思います。

本書では、AMDで困らないための「備えと対処法」について解説していきます。当然ながら科学的根拠に基づく内容を心掛けましたが、あえて筆者自身の考えも記載しました。最近はEBM（Evidence-Based Medicine／科学的根拠に基づいた医療）の重要性が盛んに指摘されていますが、医学にはまだまだ不明なことが多く、科学的根拠が揃うのを待っていると自分の命が尽きてしまいます。「いま生きている人は、いまわかっている科学的根拠に多少の類推を加えて最良と思えることを行うしかない」――それが、筆者の考えです。

人生百年時代に向けて、「一生見えていたい」とお考えの方は、ぜひ最後までお読みください。そして、生涯を通して「見える目」を保ち続けていただければ幸甚です。

「一生よく見える目」をつくる!
加齢黄斑変性　治療と予防 最新マニュアル　もくじ

第2章　加齢黄斑変性はなぜ起きるのか

第3章　もう怖くない！　最新治療法のすべて

第4章　予防の切り札「カロテノイド」って何だ？

編集協力：佐野之彦
装丁：黒岩二三（フォーマルハウト）
本文デザイン・DTP：秋山京子
イラスト：植本勇
プロデュース：中野健彦（ブックリンケージ）
ディレクション：川嵜洋平（プリ・テック）

第1章

カラダより先に「目の寿命」がやってくる

加齢黄斑変性症（AMD）は増加の一途

ＡＭＤは日本人のどれくらいの方に起こる病気かご存じでしょうか。

それを知るには、ＡＭＤの有病率を見る必要があります。病気の有病率はある地域の住民を母集団とした疫学研究で検討され、わが国では福岡県久山町の住民研究が有名です。

その結果を見ると、50歳以上でＡＭＤを患っている人は、１９９８年には０・８％だったのが、２００７年は１・３％、２０１２年には１・６％と、年を追うごとに増加しています。98年の時点で50歳以上の１２５人に１人、07年は80人に１人、12年は63人に１人がＡＭＤだったということになります。

読者のみなさんのなかには、「小学生時代は１クラス50人だった」という方もいらっしゃるでしょう。つまり、現在ほぼ「クラスにひとり」の割合でＡＭＤになっているということです。

【図1】AMDの有病率

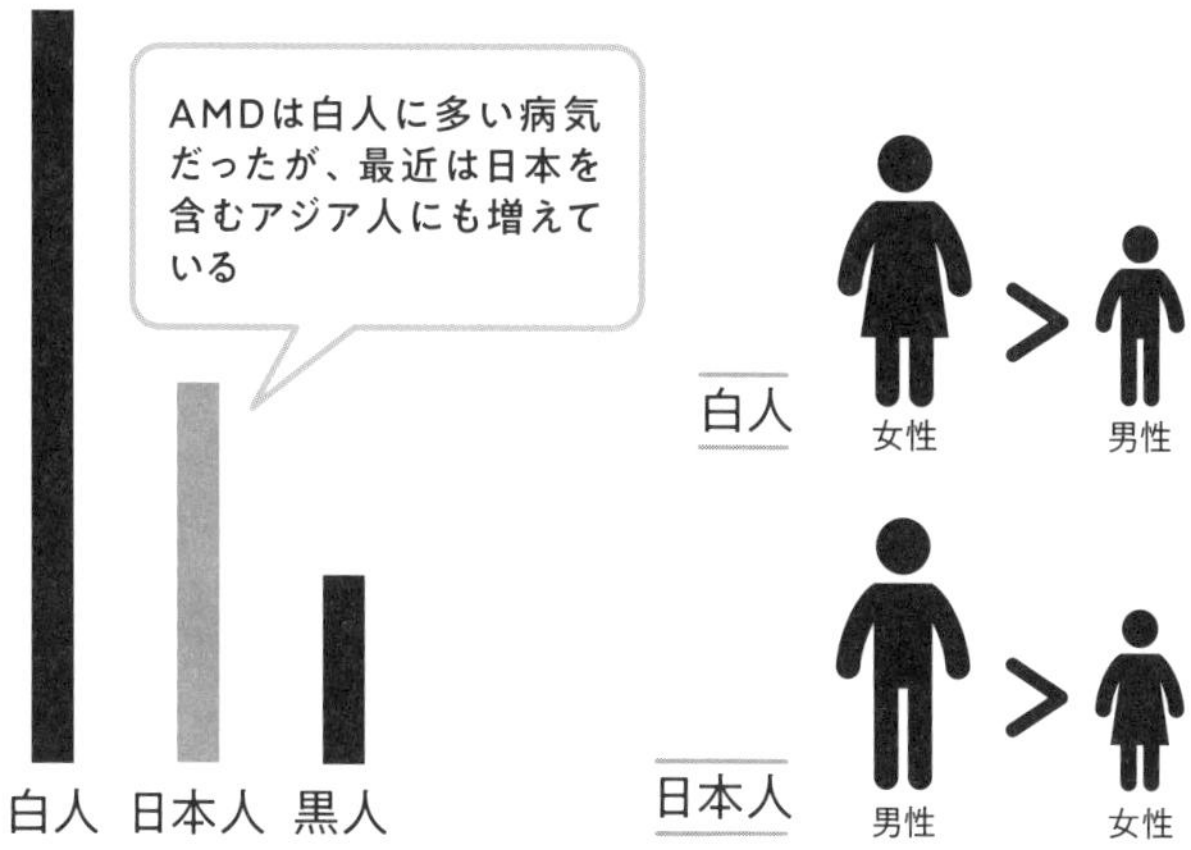

残念ながら、ごく最近の有病率はまだ示されていませんが、**2023年には総人口の50％が50歳以上になると予想されるので、そのときの人口を1億2000万人と仮定すると、AMD患者数は96万人となります。このままでいくと、100万人に達する日もそれほど遠くありません。**

男女別では男性に多く、2012年には50歳以上の有病率が男性2・2％、女性0・7％でした。男性が女性より3倍程度多いことがわかります。

ちなみに、AMDの有病率には人種差があります（図1）。大まかに言うと、白人は日本人の約2倍、黒人は約半分になっています。この人種差はAMDの発症要因を考えるうえで重要なポイントですので、後ほど解説します。

また、性差にも興味深い話があり、白人は女性が男性より多く、男性に多い日本人とは逆です。その理由はよくわかっていません。日本人男性の喫煙率が高いからとも言われますが、最近は男性の喫煙者も減少しており、原因はそれだけではないと思われます。食習慣やメタボリックシンドロームのような全身要因に加え、網膜自体やそれを取り巻く血液循環に何らかの性差があるのではないか、と筆者は考えています。

発症を加速させる生活環境の変化

患者数が増加した最大の要因は、高齢人口の増加です。しかし、50歳以上の有病率が高くなっていることから発症率も増加していると考えられます。久山町研究で1998年から2007年の9年間に新たにAMDを発症した人は1・4%

（男性２・６％、女性０・８％）でした。この値は白人の３・３％より低く、黒人の０・７％より高いものでした。**しかし、男性だけを見ると日本人の発症率は白人男性よりむしろ高く、女性が低いために平均が低くなっているだけです。したがって、今後、男性の患者が欧米並みに増加することが懸念されます。**

では、なぜ発症率は上昇するのでしょうか。それを理解するには、ＡＭＤが発生するメカニズムを知る必要があります。詳しくは第２章をご覧ください。ここでは、その原因について説明したいと思います。

ＡＭＤの発症には「遺伝」と「環境」がかかわっています。環境要因で大きなウエイトを占めるのが**光環境、食生活、タバコ、動脈硬化、そして血圧**です。

久山町研究が結果を発表した１９９８年と２０１２年に70歳だった方々の誕生年は、前者が１９２８年（昭和３年）、後者が１９４２年（昭和17年）です。この両者を取り巻いた光環境を考えると、そこには大きな差異があることがわかります。

日本で初めて蛍光灯が発売されたのが1940年（昭和15年）、一般家庭での使用は昭和30年代なので、**昭和3年生まれの方は大人になってから蛍光灯のある暮らしを送り始め、昭和17年生まれの方は学齢期から蛍光灯の明かりを見ていたことになります**。

また、カラーテレビの放送開始は1960年（昭和35年）ですから、昭和3年生まれの方は30歳を過ぎて初めてカラーテレビを目にし、ワープロが活躍した昭和60年代にはすでに定年を迎えていました。いっぽう、昭和17年生まれの方は、現役時代に仕事でワープロを使い、パソコンも始めていたでしょう。

このように、両世代の間においても、眼に入る光の量が急に増加していることがわかります。その後のIT機器の普及は目覚ましく、1995年に「Windows95」が発売され、98年にはNTT1社だけだった携帯キャリアも、いまでは数多くの会社が競い合い、小学生から高齢者まで毎日スマホ画面を見ています。仕事で一日中パソコンのディスプレイを見続け、帰宅後もLEDテレビ、その後は深夜までスマホと、眼を集中させて明るい画面の文字や画像を見る時間

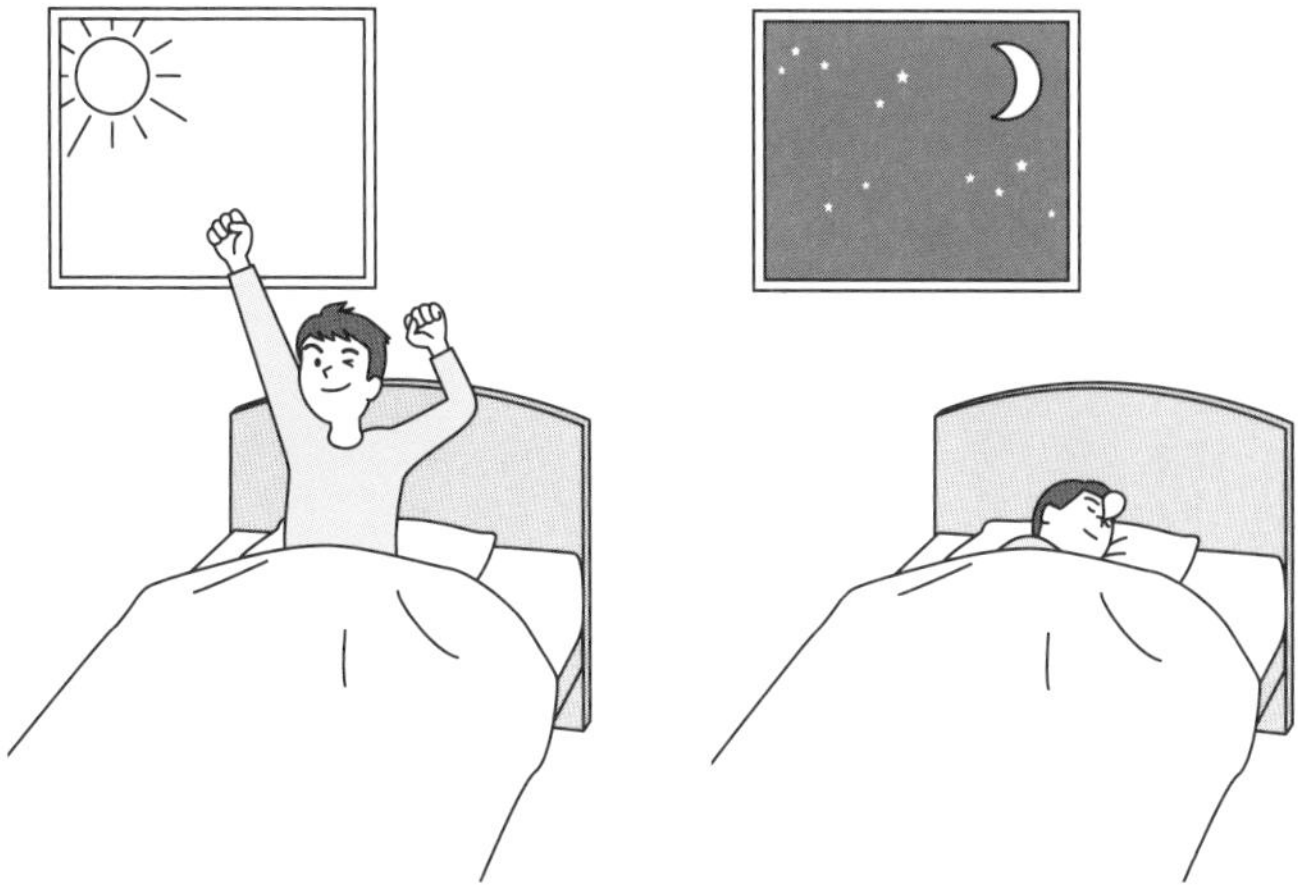

朝に起きて　　夜は寝る

は、「昭和3年生まれ」に比べてケタ違いに増加したと思われます。

　それはすなわち、**「体内時計（サーカディアンリズム）に反した生活」の始まり**を意味します。サーカディアンリズムとは、「朝に起きて夜は寝る」という生理的なサイクルのことです。

　後ほど詳しく述べますが、網膜の細胞は**「ビジュアルサイクル」**といって、物を見るために必要な視色素を再生しながら恒常性を維持しています。そのためには、目を休める時間が必要です。だから人は本来、夜暗くなると目を休めて、ビジュアルサイクルによって視色素を回復させていたのです。夜中にスマホを長時間見続ける行為は、そのサイクルに抗い、回復を阻害すると考えられます。

また、食生活も変わりました。昭和3年生まれの方は戦中戦後の食糧難の時期を過ごし、その後はいわゆる和の食卓を囲んできたわけですが、昭和17年生まれの方は高度経済成長期、イケイケどんどんの時代に焼き肉でビール、フランス料理でワインなど、高カロリー、高脂質食を楽しまれたことでしょう。このような食習慣の変化も、AMD発症率を上昇させた可能性が高いと考えられます。

現代人は「発病」を試されている?

人類は長い歴史で進化と適応を繰り返してきましたが、最近は生活環境が短期間で目まぐるしく変化しており、眼の働きがこれに追いつけていない可能性が十分にあります。環境の変化は後の世代ほど激しく、いまでは赤ちゃんがお母さんのスマホを見て、幼児がさくさくタブレット端末を操作しています。この子たちは、これから90年以上もモニターの光源を見続けるのでしょう。

ただし、ここで誤解がないようにお話ししておきますが、テレビやパソコン、スマホ画面の輝度は、眼に障害を及ぼすほど強くはないので、それらを見ること自体はまったく問題ありません。パソコンを使って仕事も頑張り、ＤＶＤも楽しんでください。ただ、筆者が問題と考えるのは、**前述のように本来眼を休めるべき時間帯に光を見続けることが本当に安全かと問われれば、「安全だ」と言い切れるだけの科学的データは乏しい**ということです。

科学者は動物実験で光の網膜に対する障害を研究してきましたが、多くは急性実験といって、「どの程度強い光を眼に当てると障害が起こるか」というような内容です。いっぽう、「パソコンを見続けさせたサルと自然の野山で育てたサルの数十年後の違い」といった研究はとても困難で、ほぼ不可能です。深夜まで続く慢性的な光暴露や高脂質食が眼にどのような影響を及ぼすのか――それを研究するための実験動物は、実のところいまを生きる私たちなのかもしれません。

実は、筆者もベッドのなかでスマホを見ています。いまを生きる私たちは、いまの文明に即した生活をするしかないのですが、日常の些細な場面で、環境変化が過度にならないように少し気をつけるのがよいと思います。では、どう気をつければよいのか、さらに話を進めましょう。

ケーススタディ／老化への準備がいかに大切か

ここでは「目の寿命」について考え、準備することがいかに必要かを示す2つのケースを紹介します。

●90歳男性Nさん　放置したために、あわや失明の危機

Nさんは家族が押す車椅子に乗って診察室に入って来ました。年齢的に歩けないのかと思いましたが、「診察用の椅子に移れますか」と尋ねると、立てるとのことでした。どうやら足腰は丈夫で、車椅子に乗ってきたのは目が見えないからのようです。

検査をすると、右目の視力はかろうじて光を感じる程度で、左目は0・02でした。

いつからこんなに視力が悪いのか伺うと、右目は20年くらい前からで、左目は最近とのことです。ご家族の話では、「1カ月前頃から家の中でもあまり動かなくなり、食事のときもよく見えていないようだった」そうです。

診察の結果、右目は「褐色白内障」といって、白内障が高度に進行して石のように固くなった状態で、もうかなり前から悪かったようです。左目には眼底出血が見られ、おそらく本人が自覚した1カ月前に出血を起こし、見えにくくなったと思われました。しかし、左目も白内障が進行していて詳しい検査が行えず、AMDが疑われるもののはっきりしませんでした。

以上から、Nさんの右目は白内障が徐々に進行し手術が困難な状態に至ったものので、十数年前に白内障手術をしておけばなんら問題はなかったと思われますが、ご自身は左目が見えていて生活に不自由がないことから、「大丈夫」と考えて放置していたのでしょう。

実は、ここが最大の問題点なのです。Nさんはすでに男性の平均寿命を超えているので、一昔前なら左目が悪くなる前に命が尽きていた可能性が高いのですが、寿命が延びたために、結果的に眼の寿命が先に来てしまったのです。しかも、左目は急いで詳しい検査と治療が必要な状態だったにもかかわらず、白内障のために検査が行えません。せめてもう少し早く白内障手術を受けていればよかったのですが……。

その後、急いで左目の白内障手術をしてから詳しい検査をしたところ、やはりAMDによる眼底出血を起こしていました。しかも、病状はかなり進行していたので、おそらくAMD自体も最近発症したのではなく、少なくとも2、3年前からあったのではないかと思われました。

結局、後述の硝子体《しょうしたい》内注射治療を何度か繰り返し、なんとか失明を食い止められましたが、それでも視力は0・1までしか回復しませんでした。右目が見えないので、この先、文字を読んだりテレビを観たりすることは難しく、さらに厄介なのは家の中の移動もしづらくなり、カラダを動かさないことで足腰が弱り、トイレも介助が必要になってきます。Nさん自身もつらいですが、家族の負担も大きくなります。

右目が白内障で見づらくなり始めた時点で適切な治療を受けていたら、左目がAMDを発症してもなんとか片目は見えたでしょう。さらに言えば、左目も1カ月前の出血発生より前に診察を受けておくべきでした。

この例から、**片目が悪くなったとき、もう一方の目が大丈夫だからそのまま放置するということの危険性**を認識していただけたと思います。また、左目も軽い異常を感じた時点で診察を受ける必要があったこともおわかりいただけたでしょうか。

寿命が延びた現在、眼の寿命がいつ尽きるかはわからないのです。Nさんの場合、70歳を過ぎた時点で、90歳以上の寿命に備えて、右目の治療をしておかなければならなかったのです。

●75歳男性Sさん　早めの予防と白内障手術の成果

明るい雰囲気のSさんはほぼ毎週友人たちとゴルフを楽しんでいるそうですが、「最近、ティーショットの打球の行方が見えにくい」とのことでした。また、テレビの健康番組で紹介された見え方チェックの重要性を聞き、片目をふさいで反対の目の見え方をチェックしたところ、左目の中心から少し外側で線がわずかに歪むことに気づいたそうです。早速、近くの眼科クリニックを受診したところ、AMDの疑いがあるとのことで、紹介によって当病院（聖隷《せいれい》浜松病院）に来院されました。

視力検査では両眼とも眼鏡をかけて1・0でしたが、診察では左目の中央部分にわずかな色素の異常と白いシミのような変化があり、光干渉断層計（Optical Coherence Tomography＝OCT）という網膜の断層像を詳しく観察できる装置で検査したところ、網膜中心部のやや鼻側で、その一部に小さな隆起がみられました。この変化からSさんの左目はAMDの前駆病変、つまり、AMDになる前段階の状態であるとわかりました。

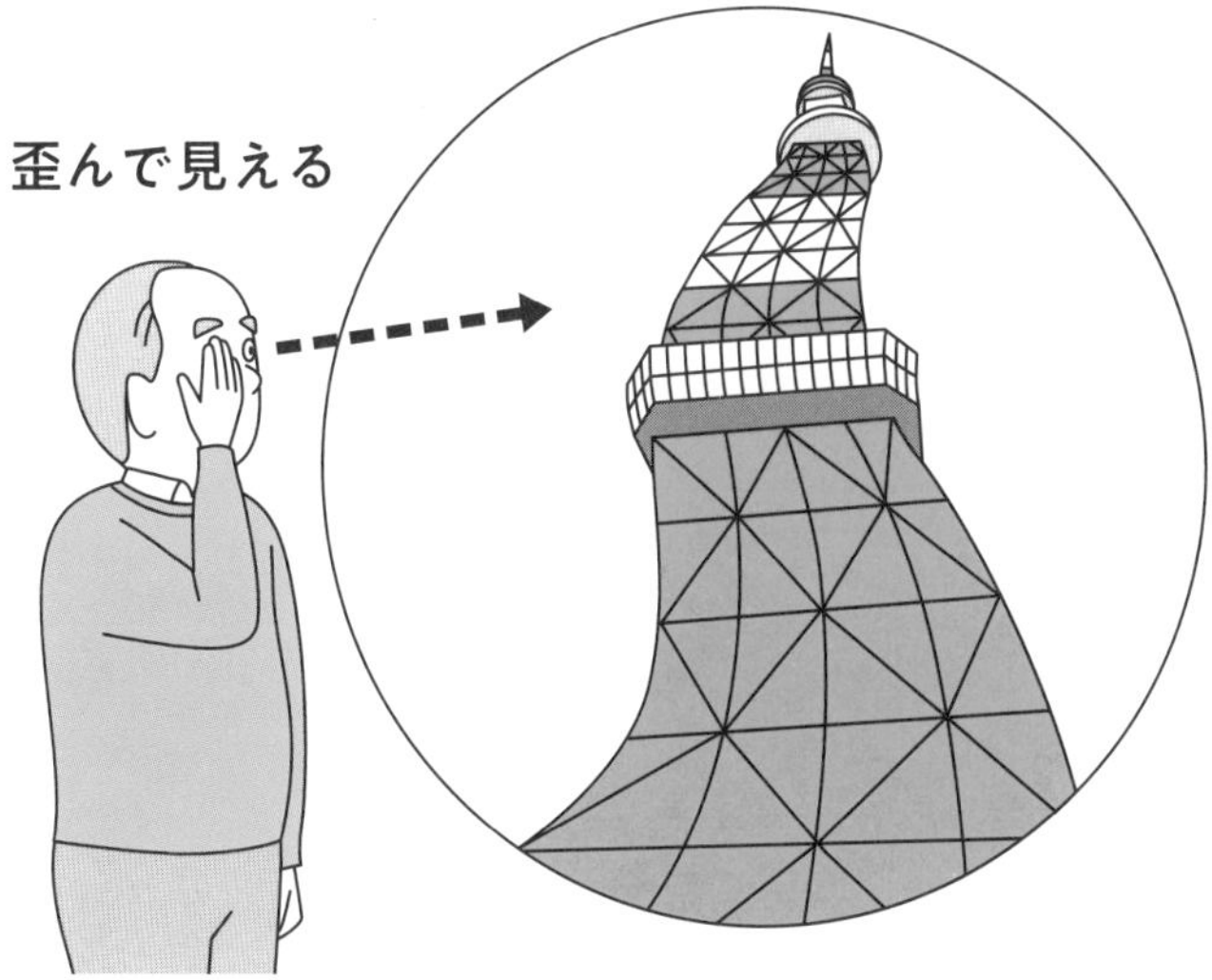

この状態ではまだＡＭＤの治療を始める必要はありませんが、将来、ＡＭＤを発症する可能性があるので、予防と早期発見が大事になります。そこで、後述のＡＭＤ予防に有効とされるサプリメントを紹介し、早期発見のために**「アムスラーチャート」**というマス目が描かれた検査用紙を渡して、変化がないかどうかを毎月１回は検査するように説明しました。

また、右目には白内障が見られ、よく伺うと**夜間の運転時に対向車のライトがまぶしいことと、夕暮れに信号の青が見えにくい**とのことでした。これは白内障に特徴的な症状で、コントラスト・グレア検査を行うと、コントラスト（物がどれくらいくっきり見えるか）の低下は異常値すれすれでしたが、羞明《しゅうめい》（まぶしさ）を強く感じていることがはっきりしました。

何事にも積極的なSさんは、「カラダが元気ないまのうちに白内障手術を受けて、まだまだ運転もゴルフも楽しみたい」とおっしゃり、右目の白内障手術を受けられました。

Sさんの場合、よかった点がふたつあります。ひとつは左目のAMDが発症する前段階でうまく異常を発見し、予防処置を講じたことです。もうひとつは、右目の白内障手術を怖がらずに受けたことです。眼鏡をかけると矯正視力が1・0でしたので、視力から判断すると手術にはやや時期尚早でしたが、羞明が強く、**運転に不安を感じていたことや、ゴルフボールが見えにくいなどの症状**がはっきりしていたので、手術をして正解だったと思います。

視力がまだいいからといって手術を先延ばしにする方は多いのですが、視力がよくても行動が制限される症状や、字を読むのが面倒になってくるなどの症状があれば、積極的に手術を考えてもよいと思います。

もちろん、あまりにも早期に手術を行うことはお勧めしませんが、筆者が最近の患者さんを診ていて感じる白内障手術の適齢期は、男性が75歳前後、女性は80歳前後です。

健康寿命から考えても、この時期を過ぎるとカラダにいろいろな病気が起こります。膝の痛みでバスや電車による自力通院が難しくなったり、抗がん剤治療が始まったりして病院通いが忙しくなることもあるでしょう。それを見越して、その前に白内障手術をしておくというのは賢いやり方のように思います。

白内障は徐々に進行するので、無意識のうちに行動の幅が狭くなり、運動機能や認知機能が気づかないうちに低下している場合もあります。10年先を考えて備えをするのは、とても大切なことです。

第2章

加齢黄斑変性は なぜ起きるのか

見たいところが見えなくなる恐ろしい病気

図2は眼球の構造を示したものです。光は角膜（黒目）を通過して水晶体（レンズ）でピントが合わされ、網膜という神経組織に到達します。**網膜の中心部のうち直径約1～2㎜の範囲を「黄斑」と呼びます**。この部位にはAMDと密接に関係する黄色い色素があることから、そのように名付けられました。

網膜には光を受け取るレセプター（受容体）の役割をする「視細胞」と呼ばれる神経細胞があります。視細胞には**錐体細胞**《すいたい》と**杆体細胞**《かんたい》の2種類があり、錐体細胞には赤錐体、緑錐体、青錐体の3種類があって、それぞれ赤、緑、青色の光を感じます。赤、緑、青は光の三原色で、この3つを混ぜ合わせることですべての色が表現できます。

つまり、人の眼はこの3つの色を感じる錐体細胞によって見ている物の色情報を脳に送り、脳が物体を識別しているのです。この**錐体細胞が高密度に集積する**

【図2】**眼球の構造**

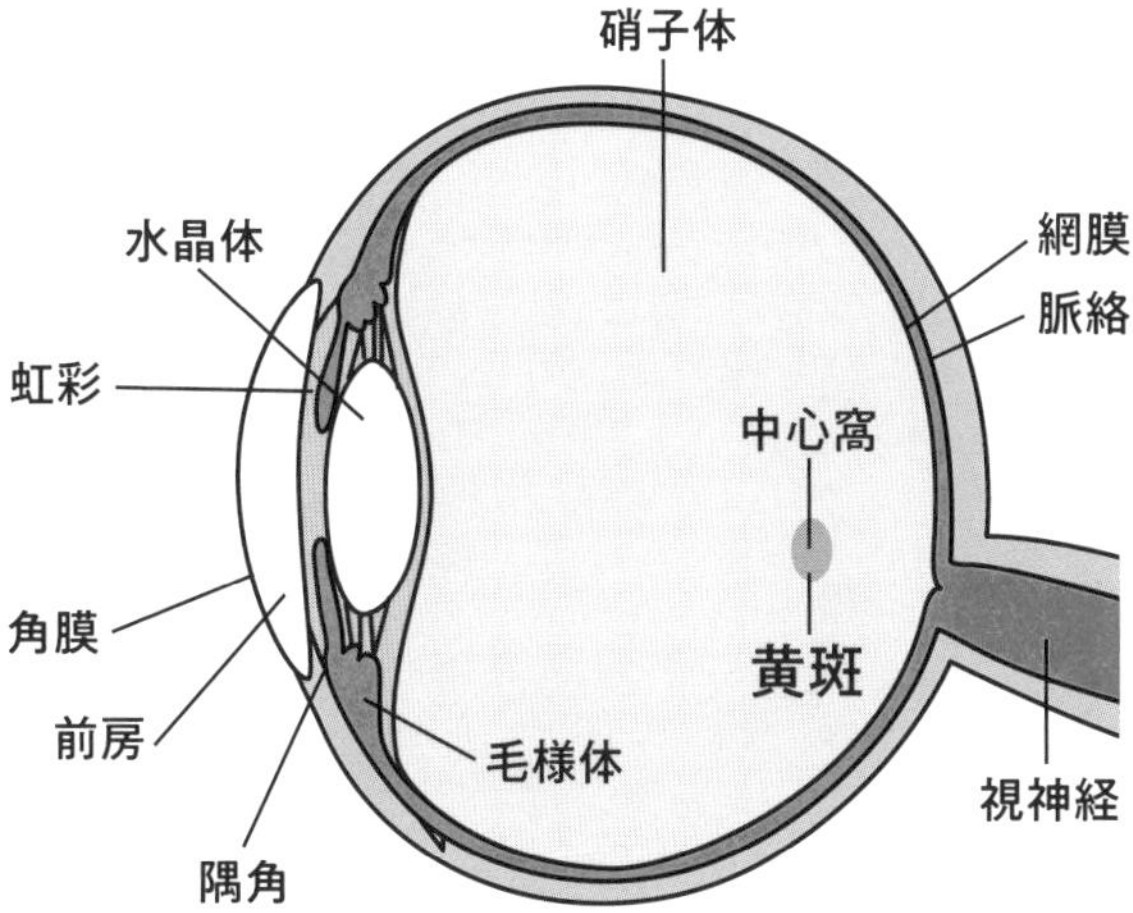

部位が黄斑です。したがって、**黄斑は物の形を見極めるために非常に重要な部位**ということになります。

杆体細胞は黄斑より外側の網膜周辺部に多く存在し、明暗を感じています。つまり、朝起きて外が明るいか暗いかがわかるのは杆体細胞のおかげです。人類はよりよい視力を得るために他の哺乳類とは異なる進化を遂げ、網膜が効率的に光を受け取り、脳に信号を送っています。その詳細は拙著『加齢黄斑変性といわれたら』（眼鏡光学出版）に記載していますので、ご参照ください。

最初は歪んでやがて中心が暗くなる

ＡＭＤは**錐体細胞が集積する黄斑が壊れる**ことによって起きる病気です。つまり、物の形が見分けにくくなるということです。

初期症状として、線が歪んで見えます。これを「**変視症（歪視症《わいし》とも呼ぶ）**」と言います（図3）。障子の桟や電柱が曲がって見えたり、最近は高齢者もパソコンを使われるので、エクセルの罫線が歪むという方や、運転中にセンターラインが曲がって見えたりする方もいます。

次に起こる症状が、**視野（見える範囲）の真ん中付近が暗くなって影ができる**という症状で、中心暗点と言います。最初はなんとなく水の中で物を見ているように感じ、徐々に影が濃くなってきて、やがて真ん中付近が見えなくくって視力も下がります。

そうなると、字を読むときに真ん中付近のいくつかの文字が消えるため、「読

【図3】AMDの初期症状

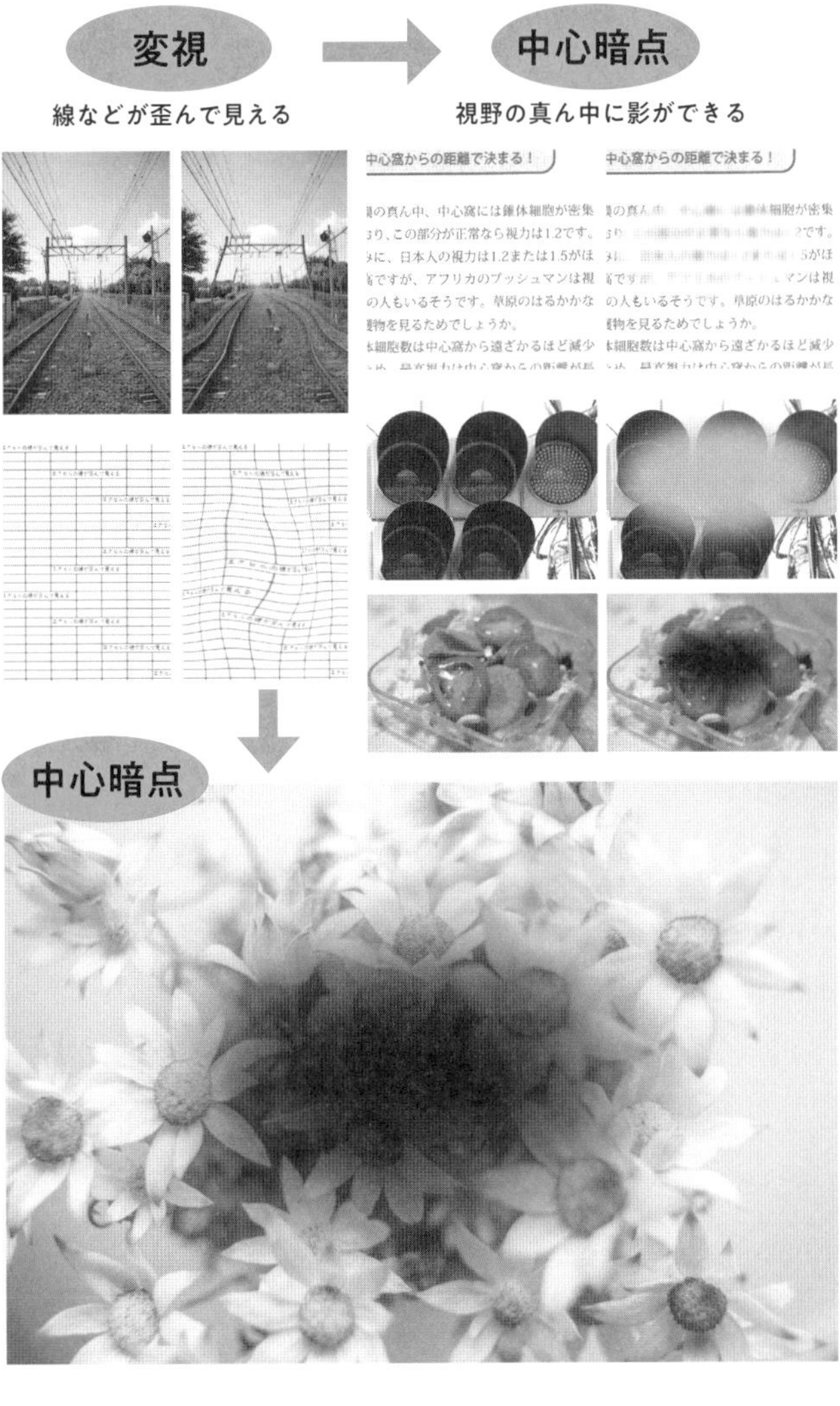

み書きがしづらい」、人の顔の中心部分が見えないので「相手が誰だかわかりにくい」などの不便を生じます。ただし、黄斑の周囲の網膜は健常なので、明暗はもちろんわかりますし、周辺部は見えるので、ＡＭＤの患者さんはすいすい歩かれますし、着衣など日常生活の動作もできる方が多いです。

ただ、進行して壊れた網膜の範囲が広くなるほどに、生活は不便になっていきます。筆者がいる浜松のような地方都市で問題なのは、運転ができなくなることです。大都会と異なり、公共交通機関が充実していない地方は買い物や通院など日常生活に車が不可欠です。ＡＭＤの患者さんが受診されるときは家族が送り迎えをしなければならなくなり、また、ひとり暮らしの方は友人が送り迎えをしますが、それに対して負い目を感じる患者さんも多く、必要な通院ができなくなるケースもあります。

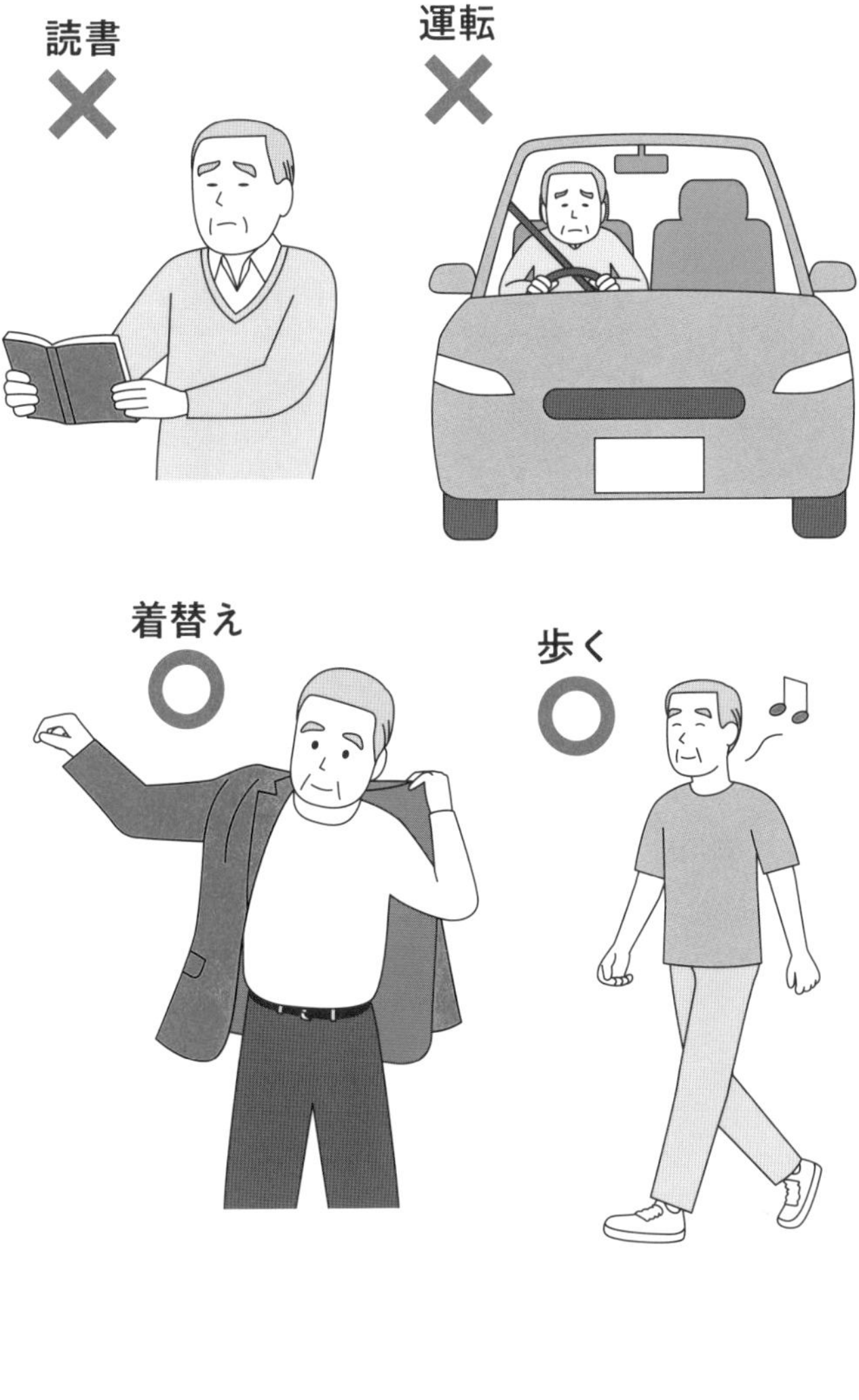
読書
×
運転
×
着替え
○
歩く
○

アムスラーチャートで自己診断

眼科では**「アムスラーチャート」**という縦横碁盤目状に線の描かれたチャートで、歪む場所とその程度を調べます。**この本の巻末に見本を付けました**のでご使用ください。便箋や原稿用紙でもできますし、自分で縦横の線を引いても結構です。方法は次の通りです。

まず、30㎝ほどの距離をとって紙の中央を見つめます。その際、必ず片目を手で隠して左右交互に行ってください。そして、線に歪みや途切れ、色が薄くなったところはないかをチェックしましょう。

歪みは視野の中央、すなわち見ているところの真ん中だけではなく、まっすぐな線の端の方が歪む場合もあるので注意してください。目線は真ん中を見たまま、視野の端までチェックします。縦線と横線の両方を調べてください。その際、**歪みや途切れだけではなく、部分的に影（暗いところ）がある場合も異常です**。

また、左右の目で若干、色や明るさが異なる場合があります。しかし、それは異常ではありません。誰でも細かく注意して見ると、左右の目で若干色合いが違うものです。

ＡＭＤの始まりは老廃物の蓄積

その名は「**リポフスチン**」――これは**網膜に溜まる老廃物（カラダが必要な成分を使った後の残りカス）**です。ヒトが生まれたときにはまったくありませんが、目を開けて母親の顔を見た瞬間から網膜に溜まり始めるゴミのようなものと考えてください。網膜には溜まったゴミを処理して排除する機能が備わっていますが、老化とともに処理が間に合わなくなり、50歳を過ぎた頃から蓄積が目立つようになります。

眼底写真を撮ると、やや黄色味を帯びた白色の塊が写ることがあります(図４)。これは「**ドルーゼン**」といって、リポフスチンがたくさん溜まったものです。高

【図4】加齢黄斑変性を発症させる物質 ドルーゼン

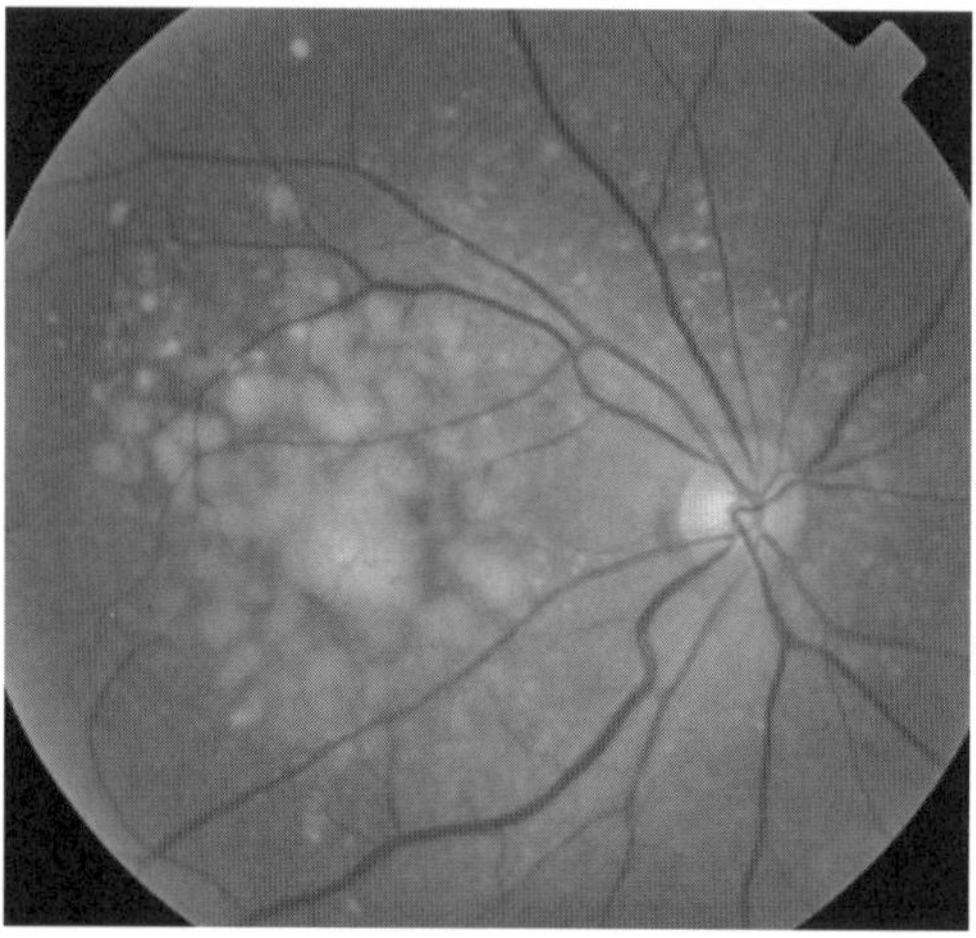

老化が進むと、ＡＭＤ（加齢黄斑変性症）発症の原因になる白色の物質、ドルーゼンが多数現れることがある。ドルーゼンの成分はリポフスチンという老廃物である。

齢者でも健全な網膜にはまったく見られず、あってもごくわずかですが、**老化の強い方は黄斑付近に多数のドルーゼンが見られます**。ただし、それ自体は物を見ることに支障を与えないので、症状はまったくありません。

しかし、ドルーゼンはＡＭＤ発症に強くかかわる厄介者です。このドルーゼンがあって、まだＡＭＤにはなっていない状態をＡＭＤの「前駆病変」、あるいは「前段階」（早期加齢黄斑症）と呼びます。

もうひとつの前駆病変の特徴として、**網膜色素上皮細胞の老化による色素異**

常があります。眼底写真を撮ればドルーゼンや色素異常は判明しますので、AMDの前駆病変かどうかがはっきりします。もし、前駆病変があれば、将来、AMDになる可能性があることから、将来に向けた準備を開始しなければなりません。

物が見える仕組みと老廃物の関係

厄介者のリポフスチンがどのように網膜に溜まるのかを理解するには、「物はどうして見えるのか」を知る必要があります（詳しくは拙著『加齢黄斑変性といわれたら』に記載しました）。

図5は網膜の構造を示しています。網膜はいくつもの細胞が層状に並んでいて、光のレセプターである錐体と桿体細胞は網膜のもっとも後ろ側にあります。

錐体・桿体が光を受けると電気信号が発生し、その信号が網膜の中層にある双極細胞から網膜表層にある神経節細胞に流れていき、神経節細胞から視神経を通って脳に信号が送られます。

【図5】網膜の構造

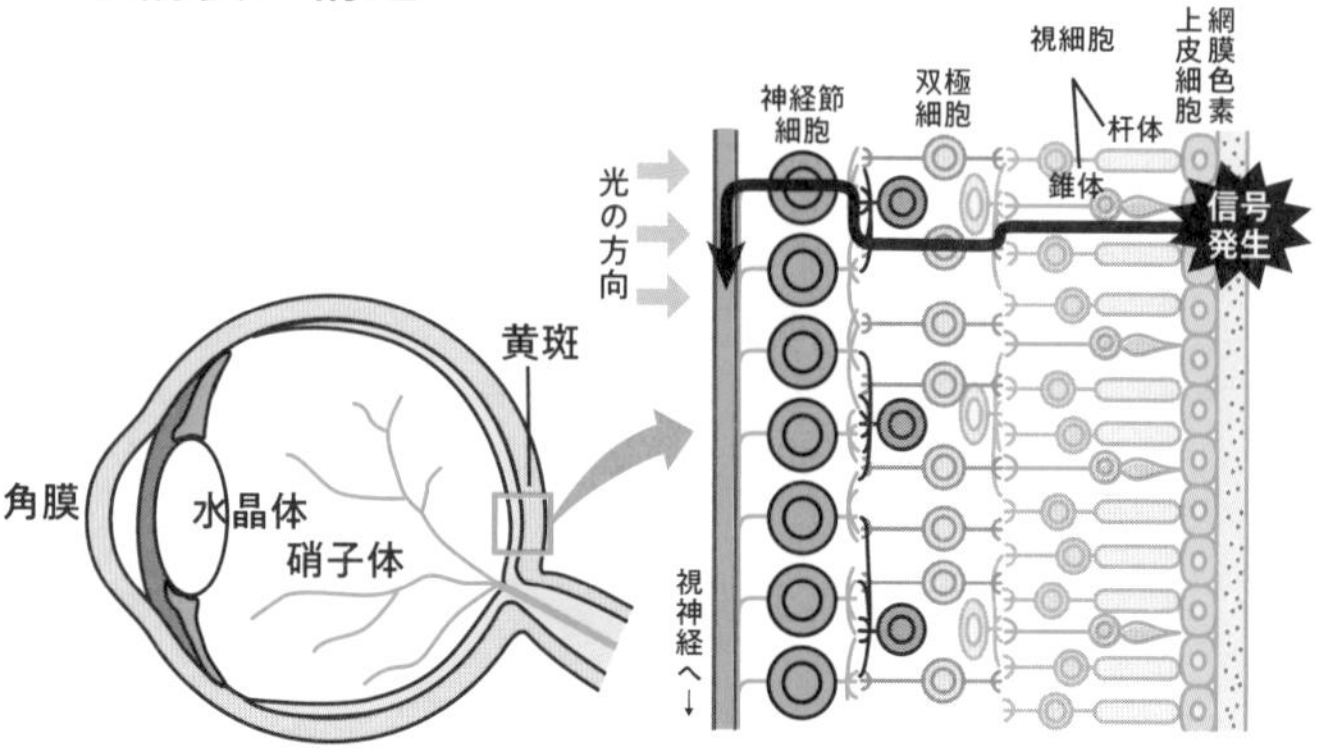

網膜のもっとも深いところにある視細胞には、錐体と桿体がある。光は錐体や杆体の尖端にある視色素で吸収されて、電気信号が発生する。信号は視細胞→双極細胞→神経節細胞と伝わり、視神経から脳に送られる。右から左へと続く線は、信号の流れを示している。

【図6】網膜は視力の再生工場でもある

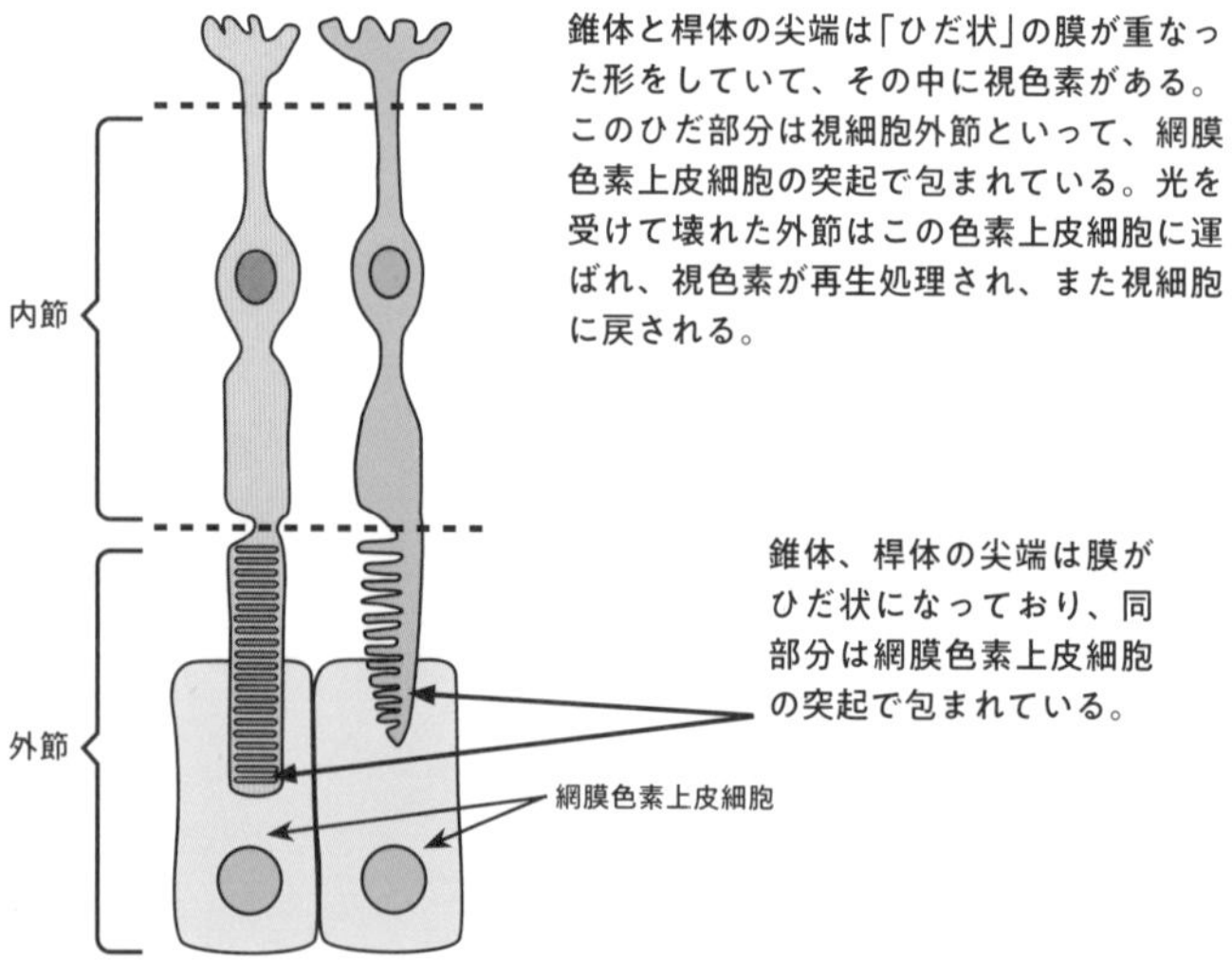

錐体と桿体の尖端は「ひだ状」の膜が重なった形をしていて、その中に視色素がある。このひだ部分は視細胞外節といって、網膜色素上皮細胞の突起で包まれている。光を受けて壊れた外節はこの色素上皮細胞に運ばれ、視色素が再生処理され、また視細胞に戻される。

【図7】網膜色素上皮にドルーゼンが溜まっている図

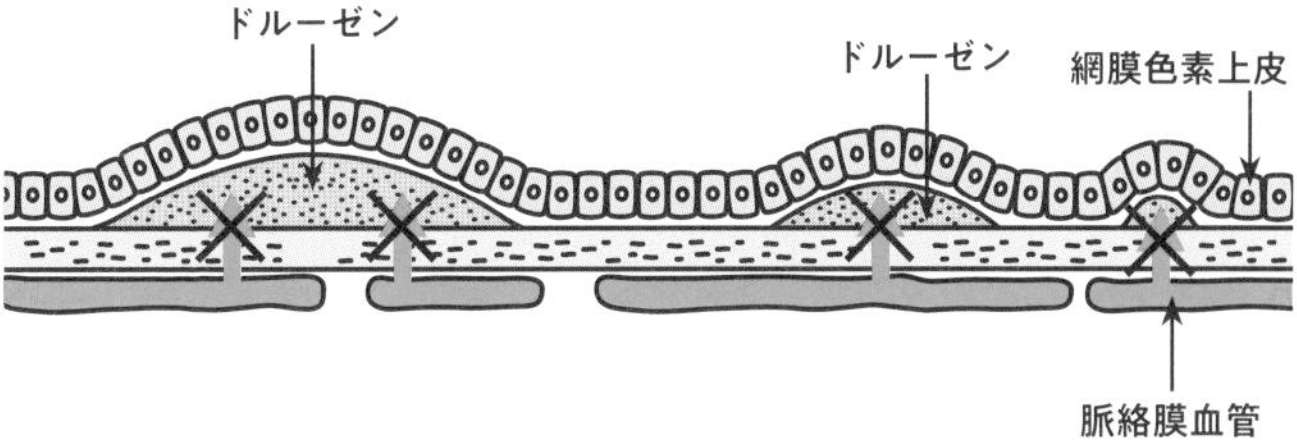

Gass JDM, Stereoscopic Atlas of MACULAR DESEASES, 4th edition より転載

網膜色素上皮にドルーゼンが溜まると、水の通過が悪くなり網膜が虚血になる。また、ドルーゼンに光が当たって「活性酸素」が発生する。

錐体・桿体細胞を詳しく見ると、尖端の外節と呼ばれる部分は何枚もの膜が重なった襞《ひだ》の形をしていて、この膜の中に視色素（光を吸収する物質）があります。桿体にはロドプシンという視色素があり、明暗を感じます。錐体細胞には赤、緑、青錐体の3種類があり、赤錐体の視色素は赤色光を吸収し、緑錐体は緑色光、青錐体は青色光を吸収します。

視色素が光を吸収すると視色素の分子構造が変化し、その変化によって外節の細胞膜の内側と外側の電位変化が生じます。この電気信号が網膜内の神経細胞を伝って視神経から大脳の視覚野（後頭葉）に送られ、物が認知されます。

このとき、光を吸収して構造が変化した視色素は視細胞外節ごと**網膜色素上皮細胞（図6で外節尖端を包んでいる細胞）という老廃物処理細胞**に取り込まれて、色素の一部は再生されて視細胞に戻され、残りは処理されて網膜から排泄されます。

その際、排泄し切れなかった老廃物（リポフスチン）が少しずつ網膜に溜まっていき、眼底を見るとドルーゼンとして黄白色の塊になるわけです。それは、不要になったタンパク質や脂質、鉄やアルミニウム、銅などの微量元素、糖などを含む複合物です。前ページの図7のように、それは**網膜と脈絡膜（網膜に酸素や栄養を送る組織）**の間に溜まります。

兵糧攻めと酸化ストレスに見舞われる

リポフスチンは油を含むので水を通しません。脈絡膜から網膜に送られる酸素は水に溶けて送られるので、水の通過が阻害されると網膜に酸素が十分いきわたらなくなります。これは虚血といって、神経細胞にとっては非常に困った状態です。また、酸素以外の栄養も届きにくくなります。

脳細胞と同じように、**網膜の神経細胞が正常な機能を果たすためには大量のエネルギーが必要で、十分な栄養と酸素を必要とします。リポフスチンがたくさん溜まれば、網膜はいわば兵糧攻めにあうわけです**。

さらに厄介なことに、リポフスチンは青色光を吸収して「**活性酸素**」を発生させます。活性酸素とは「酸素原子を含む反応性の高い化合物」で、スーパーオキサイド（O_2^-）、過酸化水素（H_2O_2）、ヒドロキシラジカル（・OH）、一重項酸素（$^1O_2$）などを指します。私たちが息で吸っている普通の酸素よりも高いエネルギーを持っていて、周囲にある細胞膜やＤＮＡなどに損傷を与えるため、「**悪玉酸素**」とも呼ばれます。

活性酸素による細胞障害は「酸化ストレス障害」と呼ばれ、ＡＭＤ発症原因のひとつとして非常に重要なものです。活性酸素は白血球が新型コロナウイルスをやっつけるときに使われるなど、単なる悪者ではなく、ときには役に立つこともありますが、眼にかぎって言えば、やはり悪者です。

以上の説明から、**厄介者リポフスチンをできるだけ溜めないようにしたい**ことがおわかりいただけると思います。

日本人に多いのは液体が滲み出すタイプ

AMDは、**滲出型《しんしゅつがた》AMD**（ウエットタイプ）と、**萎縮型《いしゅくがた》AMD**（ドライタイプ）の2つに分けられます。欧米人には萎縮型のほうが多いのですが、日本人は萎縮型が非常に少なく、ほとんどの患者さんが滲出型です。

●滲出型AMD——病的な血管ができてしまう

「滲出」とは物が染み出すことで、AMDの場合には血液成分が血管の壁から周囲の組織の中に染み出す現象を言います。血漿《けっしょう》が染み出して組織に液体（滲出液）

【図8】滲出型加齢黄斑変性

①眼底写真では、黄斑に出血が見られる（矢印）
②光干渉断層像で脈絡膜から網膜の下に向かって隆起した新生血管が見られる
③フルオレセイン蛍光写真で、新生血管は白い塊として写る
④インドシアニングリーン蛍光写真で新生血管の網目が写っている

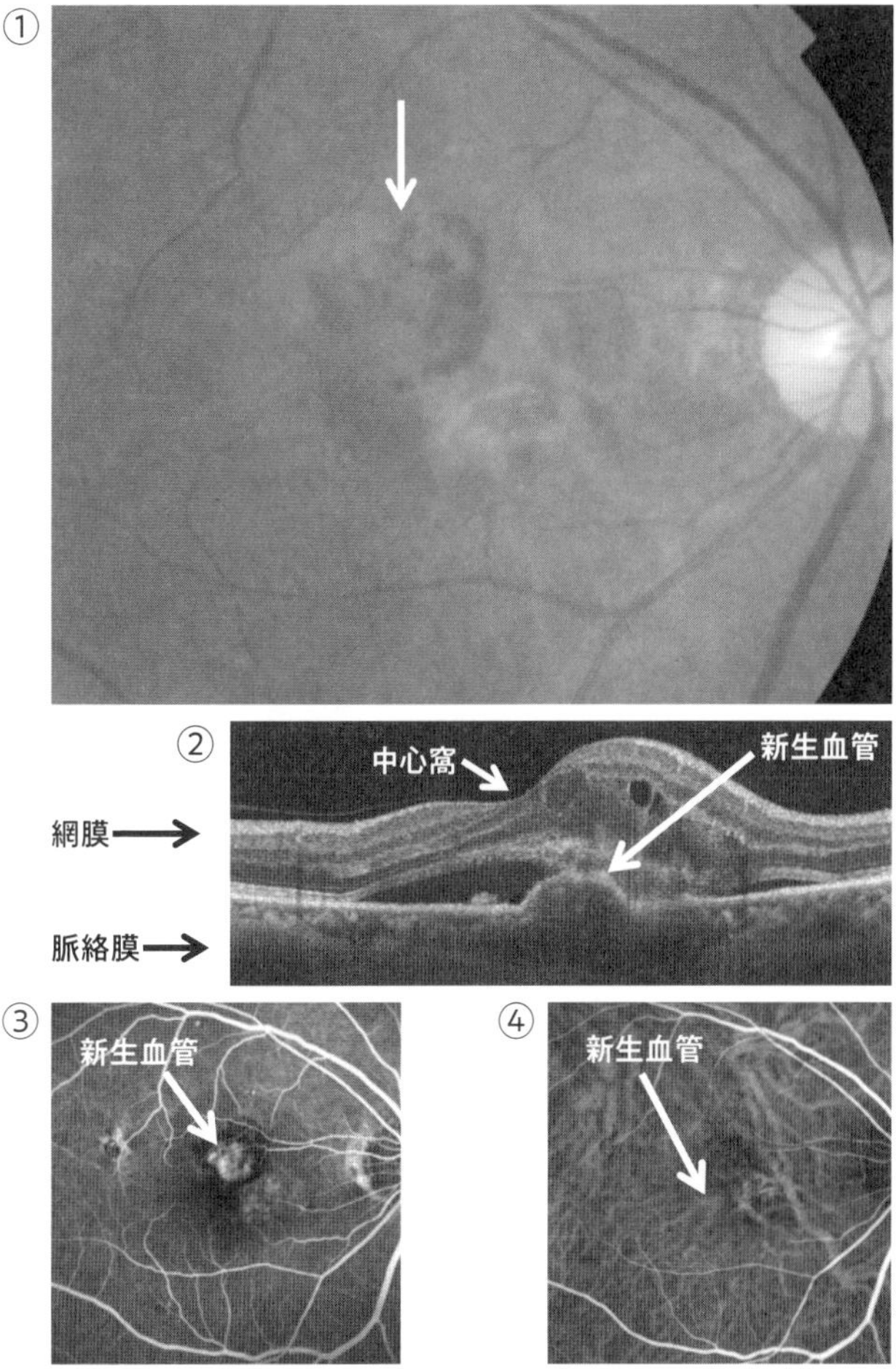

が溜まるのが浮腫で、赤血球が漏れ出れば「出血」です。

健康な網膜にはこのような現象は起こりません。ところが、滲出型AMDでは、**脈絡膜新生血管**（choroidal neovascularization＝CNV ※注1）と呼ばれる病的血管が発生し、その血管から染み出した滲出液や出血が網膜の中や裏側に溜まり、ひどいときはフィブリン（繊維素）と呼ばれる炎症物質も溜まります。

脈絡膜新生血管は、網膜の外側にある脈絡膜の血管から芽を出すようにして網膜に向かって伸びていきます。滲出型AMDを発症すると、網膜の中や裏側に滲出液が溜まるため、患者さんは水の中で物を見ている（ボヤけて見える）ように感じます。そして、浮腫や出血が続くとやがて視細胞は死んでいくため、その部分が見えなくなります。

脈絡膜新生血管はときに大出血を起こして、急激に見えなくなったり、付近一帯の神経細胞を巻き込んでかさぶたのような固い組織になったりします（瘢痕《はんこん》化）。この瘢痕組織が大きいほど、見えない範囲は大きくなります。

【図9】**萎縮型加齢黄斑変性**

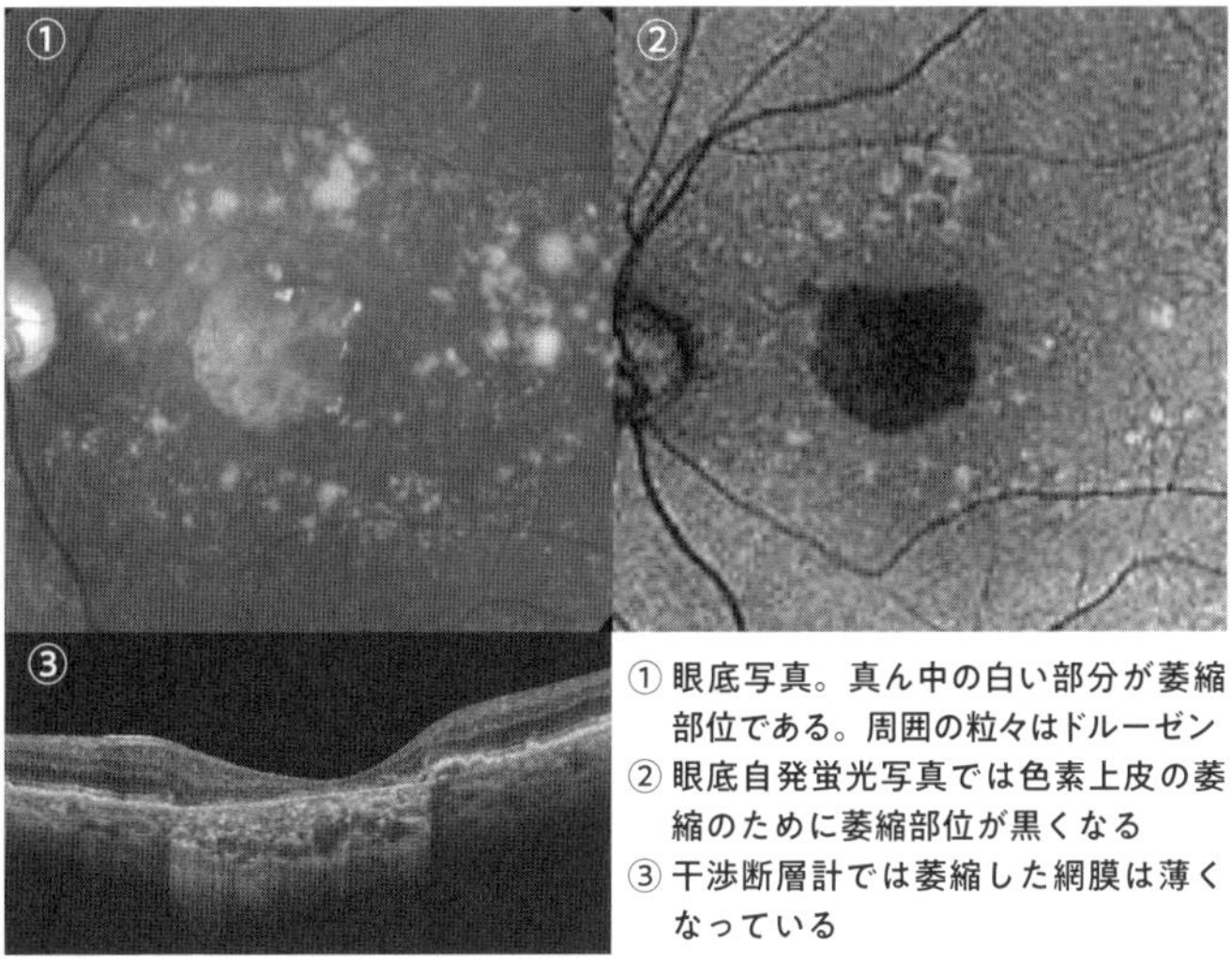

① 眼底写真。真ん中の白い部分が萎縮部位である。周囲の粒々はドルーゼン
② 眼底自発蛍光写真では色素上皮の萎縮のために萎縮部位が黒くなる
③ 干渉断層計では萎縮した網膜は薄くなっている

※注1　ごく最近、脈絡膜新生血管と呼ばずに、「黄斑新生血管（Macular Neovascularization＝MNV）」と呼ぶほうがよいとも言われだしましたが、まだ脈絡膜新生血管が広く使われているため、本書では「脈絡膜新生血管（CNV）」と記載します。

●萎縮型ＡＭＤ——視細胞が死んでしまう

「萎縮」というのは、組織が痩せ細ることを指します。

眼底写真を見ると、萎縮巣《そう》（萎縮した病巣）は不正な形に広がり、その形から「地図状萎縮」とも呼ばれます。出血や浮腫を伴うことはありません。萎縮型は滲出型に比べると進行が緩やかで、中心窩《ちゅうしんか》（黄斑の中心）は最後まで萎縮せずに保たれることも多く、その場合、比較的良好な視力が維持されます。

ただ、萎縮巣の視細胞は死んでしまうので、その部分は見えなくなります。また、青色が見にくいなど、色の識別が困難になります。白人に多く、日本人では非常に少ない病型です。

AMDの原因はひとつではない

AMDは「多因子疾患」といって、複数の要因が重なって発症する病気です。将来の備えを考えるうえで、AMDの発症要因を知っておくことは非常に重要ですので、ひとつずつ見ていきましょう。

【図10】AMDのさまざまな要因

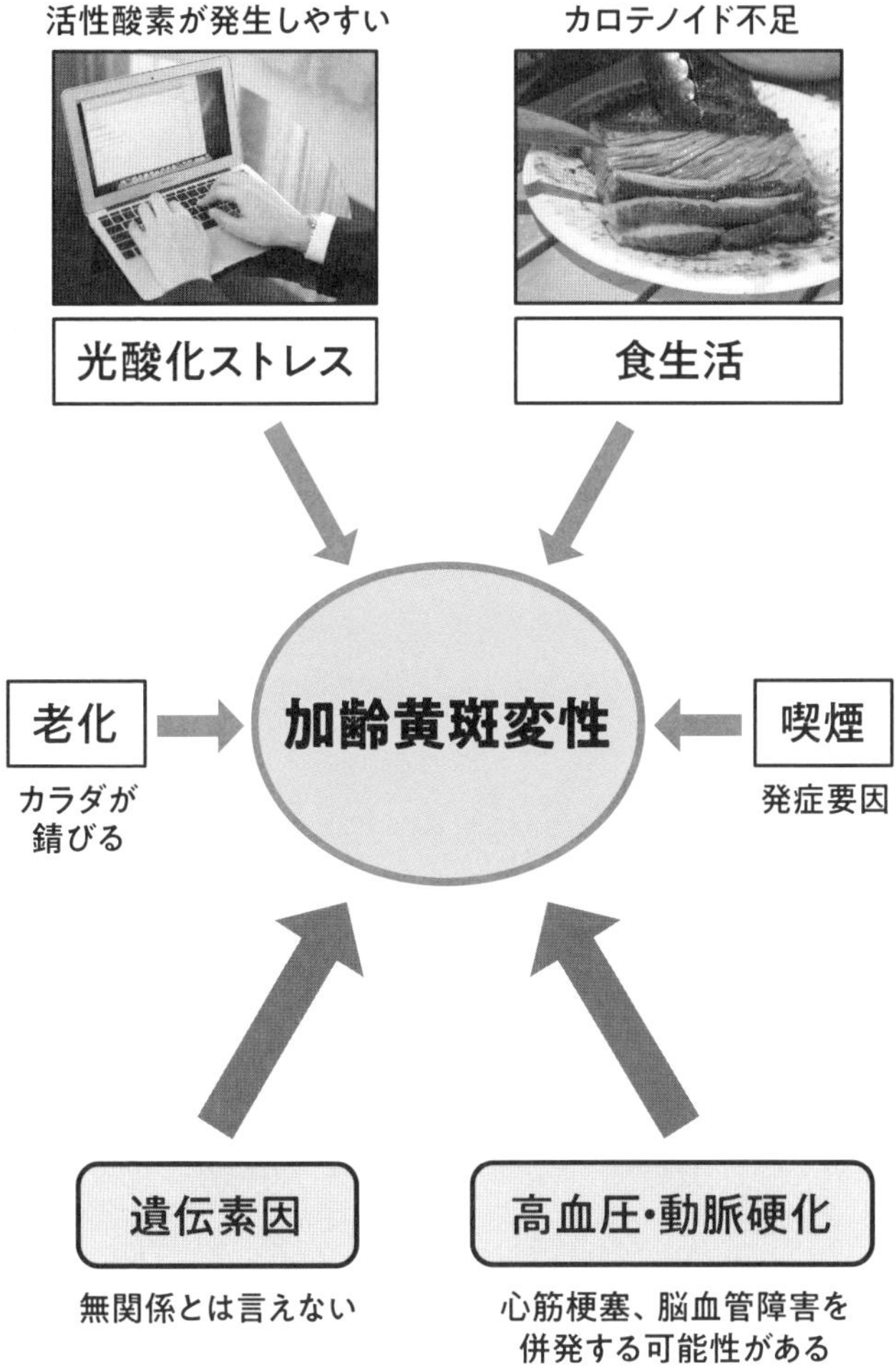

●加齢によってカラダが錆びる

「老化」とは、成熟期を過ぎた細胞や組織がしだいに弱って、最終的に生物としての終末を迎える現象ですが、その機序（メカニズム）は非常に複雑です。そのひとつとして、細胞が生きるための代謝活動で使う酸素の一部が活性酸素（悪玉酸素）になり、これが細胞や組織を傷害（酸化）することがあげられます。

これは「酸化ストレス」と呼ばれるもので、「**老化とは、活性酸素による酸化ストレスでカラダが錆びること**」などとも言われます。リポフスチンの解説でも触れましたが、この酸化ストレスがＡＭＤ発症に深くかかわっています。

●酸化ストレスが視細胞を傷つける

視細胞は光刺激を電気信号に変える際に非常に多くのエネルギーを必要とします。起きている間、絶え間なく働く視細胞は代謝が盛んで多量の酸素を必要とするのです。そのため、網膜の酸素濃度はカラダのどの部分よりも高いと言われています。つまり、網膜はそれだけ**活性酸素**が発生しやすい状態にあるということ

【図11】酸化ストレスはＡＭＤ発症の大きな要因

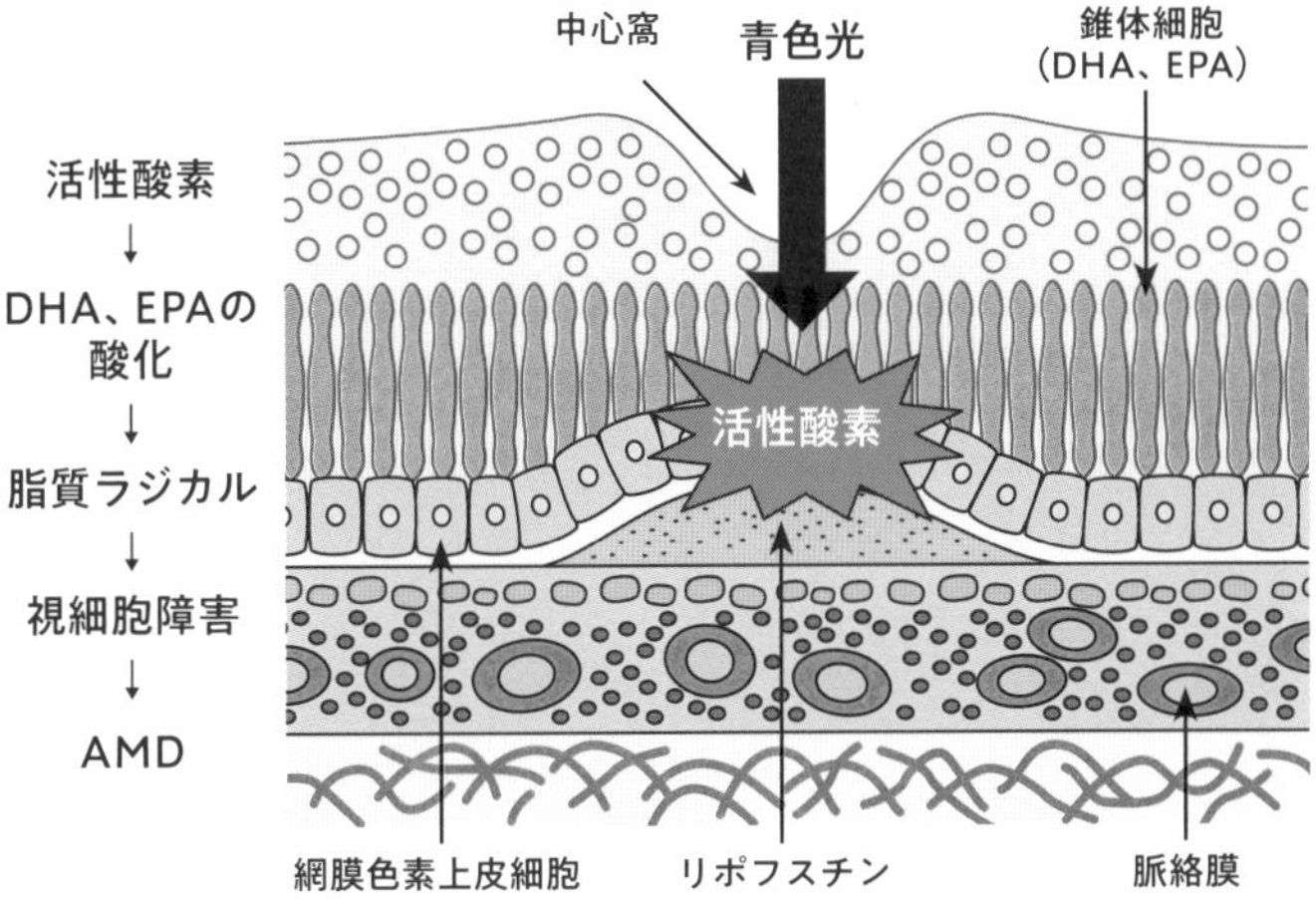

なのです。光を吸収する視色素も活性酸素の発生源になることが知られていますし、網膜色素上皮細胞の中に溜まっている老廃物リポフスチンも、強力な活性酸素の発生源になります。

活性酸素には物を酸化する力があります。網膜の視細胞にはドコサヘキサエン酸（DHA）、エイコサペンタエン酸（EPA）のような酸化されやすい不飽和脂肪酸が多く含まれ、これらの**不飽和脂肪酸が活性酸素によって酸化され、脂質ラジカル（脂肪が酸化する過程で生成される中間体）ができます**。厄介なのは、いったん脂質ラジカルができると、次々に周囲の脂質が連鎖反応を起こして多量の過酸化脂質ができることです。**過酸化脂質は細胞膜や細胞成分を障害するので、視細胞や網膜色素上皮細胞が傷害をうけて変性してしまいます**。これがＡＭＤを引き起こす大きな要因です。

これらのことから、ＡＭＤの予防には、活性酸素の発生源になるリポフスチンを溜めないことに加え、「酸素から活性酸素になるためのエネルギーの供給源になる光の量を減らせばよいのではないか」と考えられます。これについては後ほど詳しく解説します。

●遺伝は無関係とは言えない

いわゆる遺伝病とは、特定の**変異遺伝子**を持つことで発症する病気です。ちなみに、この「変異（variant）」という言葉、昨今の新型コロナウイルスに関するニュースでも「デルタ型変異株」などのフレーズを通してよく耳にされると思います。

要するに、それは元来多くの方が持っている遺伝子とは異なるものなのです。

変異遺伝子は、親から子に伝えられることが多いとされています。「優性遺伝」や「劣性遺伝」という言葉はみなさん、ご存じだと思います。簡単にいうと、片親が変異遺伝子を持っているだけで発症するのが優性遺伝、両親とも変位遺伝子を持っているときだけ発症するのが劣性遺伝です。

眼科領域で有名な遺伝病が「**網膜色素変性症**」です。これまでにこの病気を引き起こす約１００種類の遺伝子変異が見つかっていて、日本人では３４００人から８０００人に１人の患者さんがいるとされます。遺伝の仕方は変異遺伝子の種類によって異なり、劣性遺伝の場合が多いですが、稀に孤発例といって家系内に病気がない場合もあります。

ＡＭＤについては、このように発症に直結する変位遺伝子はありませんので、いわゆる遺伝病ではありません。しかし、**遺伝とまったく無関係かというとそうではなく、ＡＭＤになりやすい人とそうでない人がいます**。

実は、ＡＭＤに関連する感受性遺伝子というものが複数判明していて、自分がどんな種類の感受性遺伝子を持っているかで、病気になりやすいかどうかが決ま

【図12】遺伝も無関係ではない

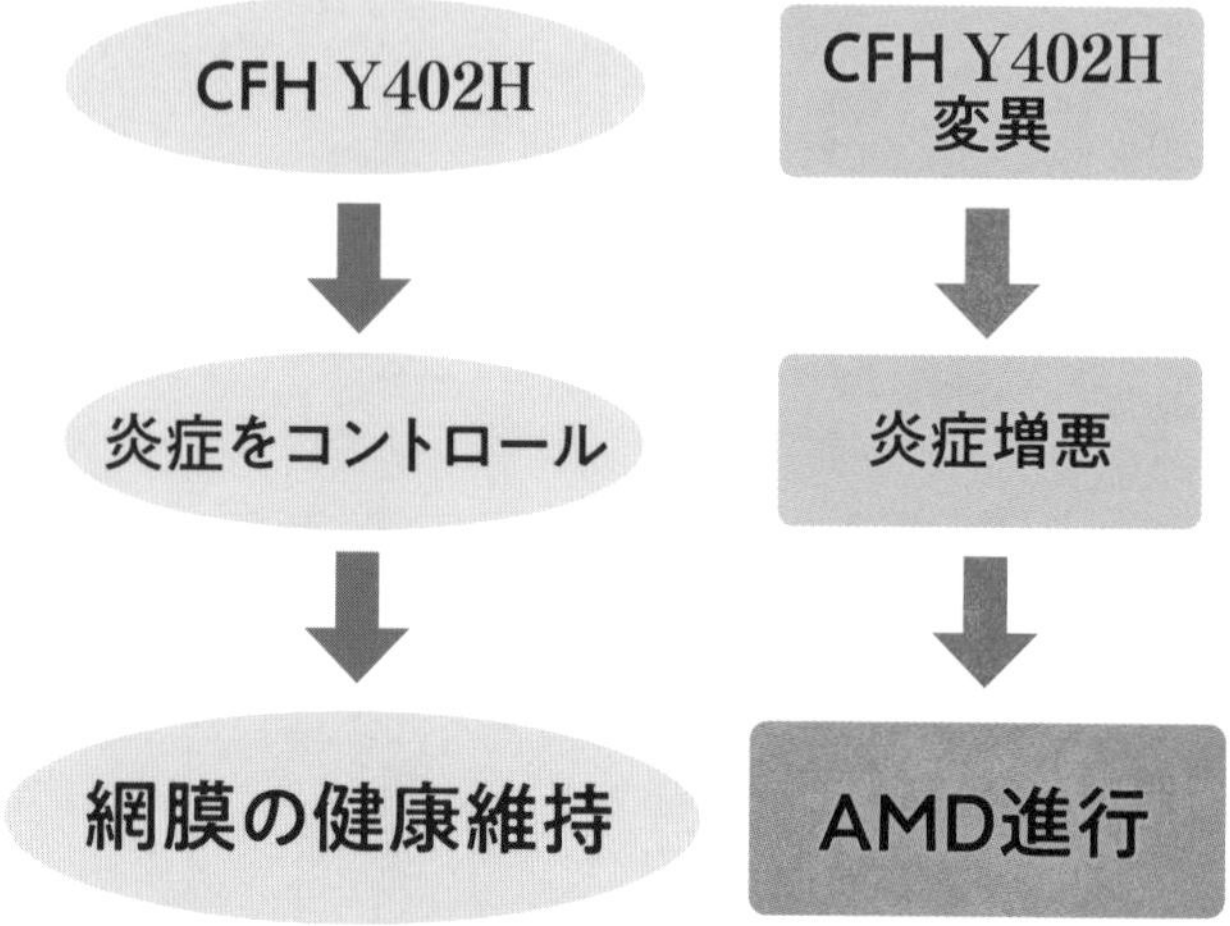

るのです。

代表的な感受性遺伝子には、「CFH（Complement Factor H）」、「ARMS2／HTRA1（Age-Related Maculopathy Susceptibility 2／High-Temprature Requirement A-1）」などがあります。

●発症しやすい遺伝子を持つ人とは

「炎症」という言葉をよく耳にすると思います。たとえば、指を切ると傷口は赤く脹れて熱を持ち、痛みを感じます。なぜなら、傷口に白血球がやってきて抗体を出したり、自らがバイ菌を貪食《どんしょく》（細胞の中に取り込んでいくこと）したりして菌を殺すとともに、壊れた組織を掃除して組織の修復を促しているからです。

これを「**炎症反応**」と言います。そして、**この反応を補助して免疫系を整えるのが「補体」と呼ばれるタンパク質です**。補体が適切に働くことで、炎症はうまくコントロールされて組織が修復されるのです。

補体（タンパク質）には多数の種類とそれを調節する多数の因子があり、前ページであげた感受性遺伝子「**CFH**」はそのひとつです（図12）。

CFHタンパクは遺伝子によって種類や発現量が決まります。大多数の人は同じ遺伝子を持っていますが、一部の人は異なります。このような個人差を「**遺伝子多型**」と呼び、それぞれの遺伝子で人口の何％の人が異なる遺伝子を持っているのか、だいたいわかっています。

CFH多型のひとつにCFH Y402Hがあり、**この多型を持つ人はAMDになりやすい**ことが2005年に報告されました。

CFH Y402H多型の人はCFHタンパクの402番目のアミノ酸がチロ

ジン（Tyr）からヒスチジン（His）に変わり、CFHタンパクの機能が劣化しています。そのために炎症を抑えることができず、慢性的な症状を生じるとされます。つまり、**CFHの多型を持つと炎症が起こりやすくなり、他の要因で発症しかけたAMDの病態が加速する**ということです。

いっぽう、ARMS2タンパクは視細胞内節のミトコンドリア内に存在することがわかっていますが、**ARMS2多型**の人はこのタンパクがミトコンドリアに存在せず、これがAMDの発症にかかわるのではないかと考えられています。

●喫煙者は発症率が2倍以上

多数の疫学調査で喫煙はAMDの強力な発症要因であることが判明しています。久山町研究では、5年間にAMDを発症する割合は、1日10～19本吸っている人は非喫煙者に比べて**発症率が2・21倍**になり、1日20本以上吸っている人は3・32倍でした。わが国で女性より男性のAMD有病率が高い理由のひとつは、男性の高い喫煙率にあると考えられています。

●動脈硬化なども悪化要因となる

高血圧、動脈硬化、脂質代謝異常などの「メタボリックシンドローム」と呼ばれる全身異常はＡＭＤの発症および悪化要因になります。これらは眼の中の血液の流れを阻害して、網膜の酸素不足を引き起こし、また新生血管からの出血を起こしやすくします。**ＡＭＤ患者は心筋梗塞や脳卒中を発症しやすい**ことも認められているため、メタボは眼にもカラダにもよくありません。

●食生活が大いに関係あり

前述の高血圧、動脈硬化、脂質代謝異常には食生活が深くかかわっています。また、網膜には酸化ストレスから視細胞を防御する「黄斑色素」という黄色の色素が存在します。黄斑色素は食事で摂取したカロテノイドからなり、その摂取不足が発症要因になると考えられています。これについては第４章で詳しくお話しします。

第3章

もう怖くない！最新治療法のすべて

治療方法は日々進化し続けている

筆者が眼科医になった38年前には、「**AMDはほぼ治療できない病気**」と言われ、診察室で患者さんにお会いしても、いかに困っているかを傾聴して、眼底のスケッチをしてお帰りいただくだけでした。しかし、医学研究の賜物として**レーザー光凝固治療から光線力学療法、血管内皮増殖因子阻害剤治療**へと治療法が進歩し、近年は視力改善も期待できる時代になりました。

今後は、血管内皮増殖因子阻害剤以外の分子標的薬や、遺伝子治療、iPS細胞を使った再生医療、IT工学を駆使した人工網膜など、さらなる進歩が期待できます。本章では、現在もっとも盛んに行われている「**血管内皮増殖因子阻害剤治療**」を中心に解説します。ただし、これから記載するのは**滲出型AMD**の治療です。萎縮型AMDに効く薬剤は現在、盛んに研究されていますが、いまだ開発に成功したものはありません。萎縮型AMDの患者さんは、後述する生活改善とサプリメントの使用が「治療」の中心になります。

レーザー光凝固術の誕生と試行錯誤

１９８０年代、唯一可能だった治療は、たまたま運よく中心から離れた位置にできた脈絡膜新生血管をレーザー光線で凝固するという、**レーザー光凝固**だけでした。しかし、通常、脈絡膜新生血管は網膜の真ん中にできるので、そのような運のよい患者さんはごくわずかでした（図13）。

レーザー光凝固とは、レーザー光線を網膜に照射して熱を発生させ、その熱で組織（この場合は脈絡膜新生血管）を破壊するという治療です。前述のように網膜の真ん中は錐体細胞がぎっしりある部位で、ここにレーザー光凝固をすると、新生血管がつぶれると同時に錐体細胞も死んでしまいます。

つまり、患者さんは治療を受けた直後から真ん中が見えなくなって視力が下がります。それでも、１９９０年頃に米国で行われた大規模臨床試験（Macular

【図13】脈絡膜新生血管のレーザー光凝固

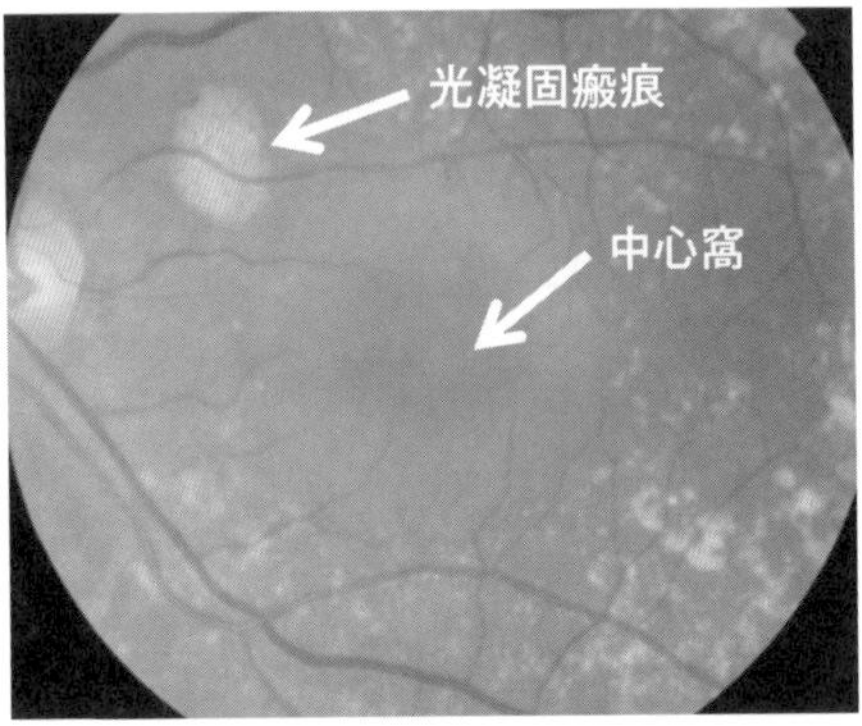

物を見るのに大事な網膜の中心（中心窩）から離れたところにできた新生血管を光凝固したもの。凝固部位は白くみえる。

Photocoagulation Study）では、治療せずに放置すると脈絡膜新生血管が次第に大きくなって見えない範囲が広がり視力が悪化しますが、レーザー光凝固をすると、治療前より視力は下がるもののそこでいったん進行が止まるので、治療から5年後の視力を比べると、治療を受けた人のほうが受けなかった人よりよいという結果が報告され、網膜の中心にも積極的にレーザー光凝固が施されるようになりました。

この大規模臨床試験は眼科領域で初めて、特定の治療法の科学的根拠（エビデンス）を示した画期的な試験でした。それまでの治療は過去の症例報告や医師個人の経験に基づいて行われていましたが、この頃からEBM（Evidence-Based Medicine＝科学的根拠に基づいた医療）ということが言われ始め、最近はEBMに基づく治療の標準化が盛んに推奨されています。

つまり、医療は経験豊富なベテラン医師に任せればよいという時代は終わり、**科学的研究で証明された根拠に基づいて、「どこでも誰でも同じレベルの最良の医療が受けられるようにしなければならない」**ということです。

科学をもって患者の人生に寄り添う

当時は、この新しい概念を受け入れ、患者さんに「5年後を考えたら、たとえいま視力が下がってもレーザー光凝固を受けたほうが得ですよ」と説明して、網膜の真ん中にレーザーを照射していました。高齢の先輩医師からは、「いくら5年後の視力がよいからといっても、治療後すぐに悪化するようなものは治療ではない」という声もあったのですが、それでもＥＢＭ第一の診療を心がけていました。

実際には、両眼ＡＭＤで片目だけレーザー光凝固を施した患者さんのなかに、治療したほうの視力は下がったものの、**数年後には治療していない眼がより悪化してほとんど見えなくなり、「片目だけでも治療しておいてよかった」と思える方がいました**。ところが、結局、両眼とも低視力となって日常生活にも困る状態となってしまい、なんともつらい思いをしたものです。大手企業の重役として日本の高度経済成長に貢献され、まだまだ矍鑠《かくしゃく》とした方でした。

そんな元気な方から、「定年後に本を読むのが楽しみだったのに」と診察のたびに言われた言葉が、いまも耳に残っています。最近私は物忘れが激しいのですが、あの患者さんのお顔と声はいまもはっきり覚えています。

ＥＢＭという考えに医療者と患者の双方が慣れてきた現在、筆者自身も年を重ね、理屈や世間の常識通りに治療することが、必ずしも個人の幸せに結びつくとは限らないという、人生の複雑さも多々経験してきました。そうやってさまざまな思いが積み重なるにつけ、**いまは当時よりうまくEBMを利用し、EBMに患者本人の個性を加味した診療を心がけています**。

現在、レーザー光凝固治療は網膜の真ん中にできた脈絡膜新生血管の治療には使用されませんが、中心から離れた部位にできた新生血管にはいまでも使用されています。新生血管を短時間で確実につぶせる方法として、適応は限定されますが有効な治療法です。

病的組織だけを狙い撃つ光線力学療法

21世紀を迎えると、ＡＭＤに革新的な治療法が次々と生み出されていきます。まず、２００４年から用いるようになったのが、**光線力学療法(Phorodynamic therapy＝ＰＤＴ）です。ＰＤＴとは、光感受性物質（Photosensitizer）という特殊な薬剤とレーザー光線で行うユニークなレーザー治療法です**。

光感受性物質は光のエネルギーを吸収して活性化する特殊な物資で、活性化した光感受性物質は組織の中にある酸素を**活性酸素**に変えます。そうやってできた活性酸素が標的組織を破壊します。光感受性物質は、それぞれ吸収する光の波長が決まっているので、その物質に適した波長のレーザー光線を使用します。

少し難しいので補足しましょう。

光は波の性質を持っています。たとえば、太陽の光は紫外線、可視光線、赤外線など、短い波長から長い波長までいろいろな波長が混ざっています。これに対して、人工的につくられるレーザー光線は波長が単一です。**たとえば、AMDのPDT治療に使われる半導体レーザーは、689nm（1nmは1mmの100万分の1の長さ）で、効率的に光感受性物質を活性化できます**。

「光によって物質が活性化されて活性酸素ができる」というお話、本書ですでに紹介したのを覚えていますか？ 49ページで、「リポフスチンに光が当たると活性酸素が発生し、そのせいで視細胞が壊れてAMDが起きる」と説明しましたね。それと同じ反応なのです。

実は、PDTとは光を見ているときに網膜で起こっているのと同じような反応を応用した治療なのです。光感受性物質が光を吸収して活性酸素やその他のラジカルができる反応を「光化学反応」といいます。錐体細胞の中の視色素が光を吸収して電気信号が発生するのも光化学反応で、リポフスチンが光を吸収して活性酸素ができるのも光化学反応です。

PDTは、光感受性物質を破壊したい目標組織に集めて、そこだけにレーザー光線をあてて、壊したい目標組織だけを壊す治療です。AMDの場合は、この目標組織が脈絡膜新生血管ということです。

日本人にうってつけのPDT治療

実際の方法（図14）は、まず、ビスダインという薬剤（光感受性物質）を腕から10分間かけてゆっくり注射します。そして、5分後に半導体レーザーを83秒間照射します。照射中、患者さん自身には赤い光が見えるだけで、まぶしさや痛みはありません。ただ、皮膚に溜まったビスダインに太陽の光など強い光が当たる

【図14】光線力学（PDT）療法

ステップ1

シリンジポンプで光感受性物質（ビスダイン）を10分間かけて注入する。

ビスダイン

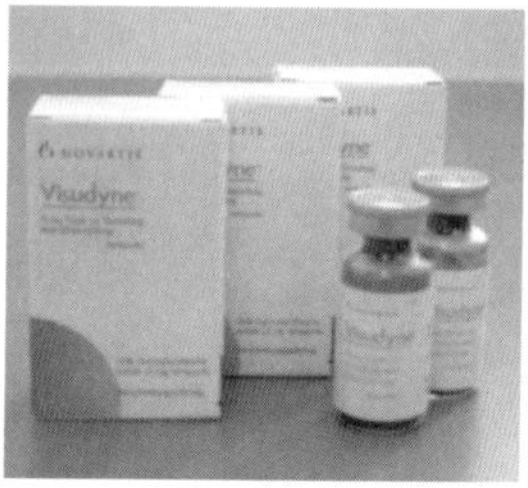

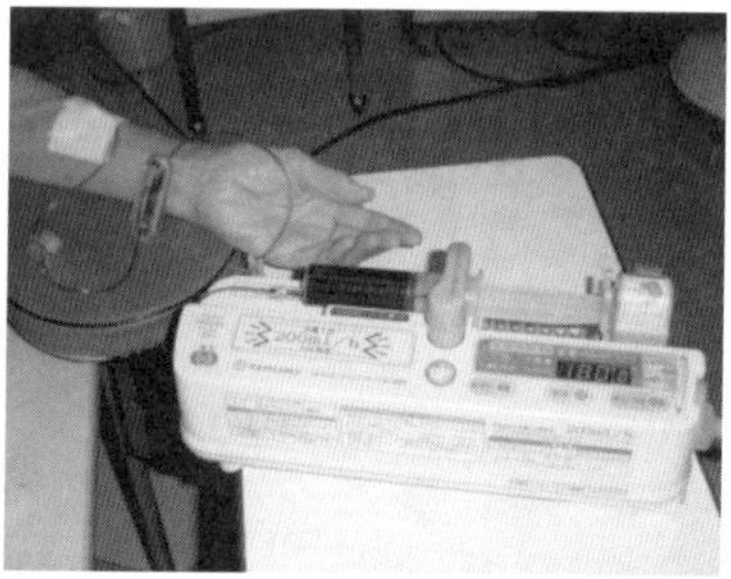

ステップ2

ビスダインが脈絡膜新生血管に溜まる15分後にレーザー光線を照射して、新生血管を閉塞させる。

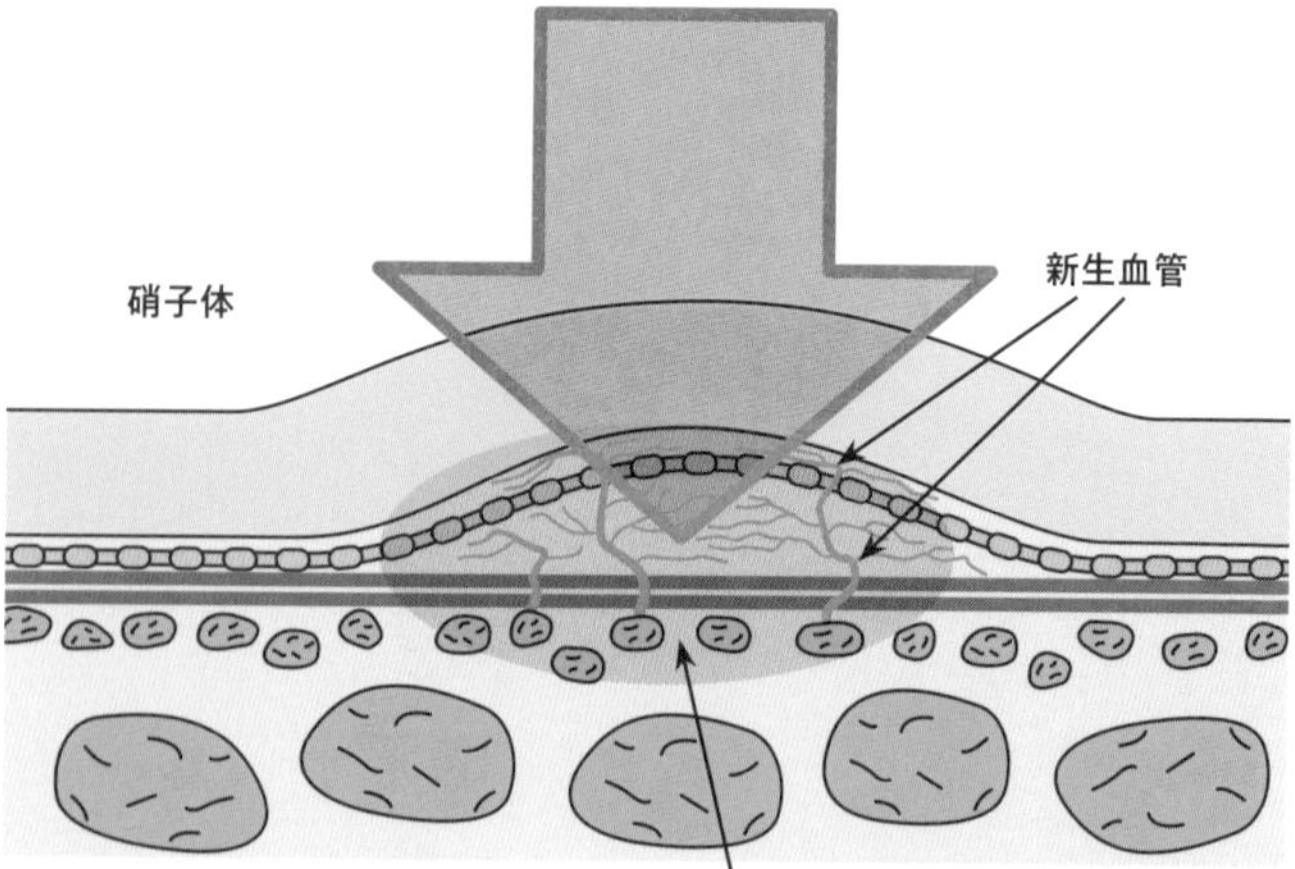

と、皮膚が日焼けして炎症を起こします。これを「**光線過敏症**」と言います。

そうなるのを避けるために、治療後２日間は日中の外出を控えたり、外出時には長袖シャツ、帽子、手袋、サングラスを着用したりするなど、日焼け防止対策が必要です。

通院治療が可能で、費用は薬剤費と手技料、再診料などを含めて、当科の例では約37万円となり、健康保険の自己負担が3割の方では約11万円です。

治療効果は多数の臨床試験で確認されています。代表的なものを図にしました。**図15上**は白人を中心に調べられたもので、治療後視力が時間経過とともに下がっています。しかし、無治療よりも視力の下がり方は弱く、治療をしたほうがよいという結果です。

この結果を見て「結局は視力が下がるので、効果はいまひとつだな」と思われたかもしれませんが、**図15下**に示した日本人の結果を見ると、視力は下がらずに維持されていることがわかります。ＰＤＴの効果は、面白いことに日本人を含めたアジア人のほうが明らかに白人より成績がよいのです。

【図15】PDTの治療効果

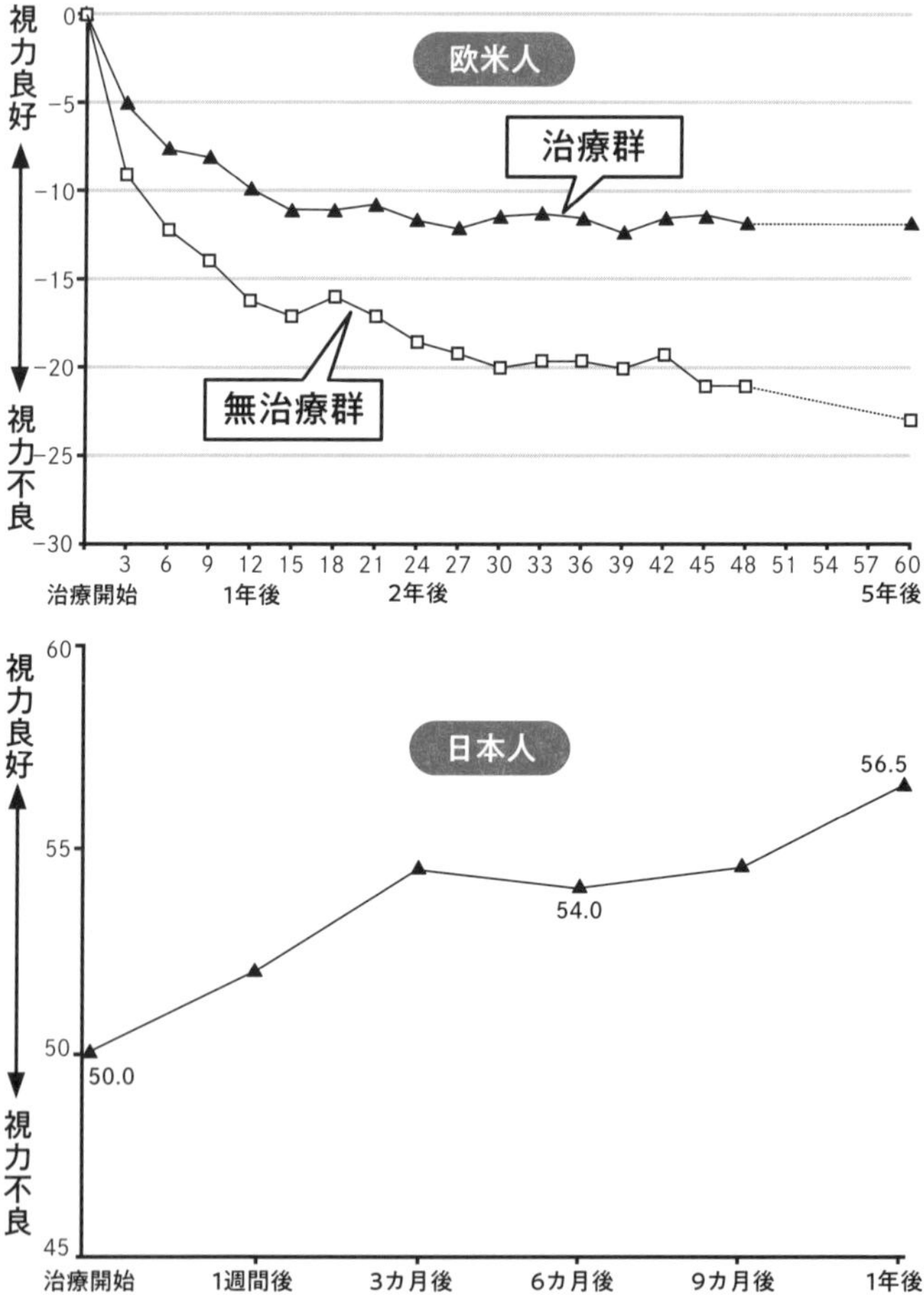

光線力学療法の成績。上は主に白人の治療結果で、2年後には視力が低下しているが治療群の方が無治療群より低下の程度は軽い。下の日本人の結果では1年間視力は維持されている。

上：TAP Study Group. Graefe's Archives of Ophthalmology, 2006から改変
下：Jat Study Group. American Journal of Ophthalmology, 2003から改変

【図16】ポリープ状脈絡膜血管症とPDT治療

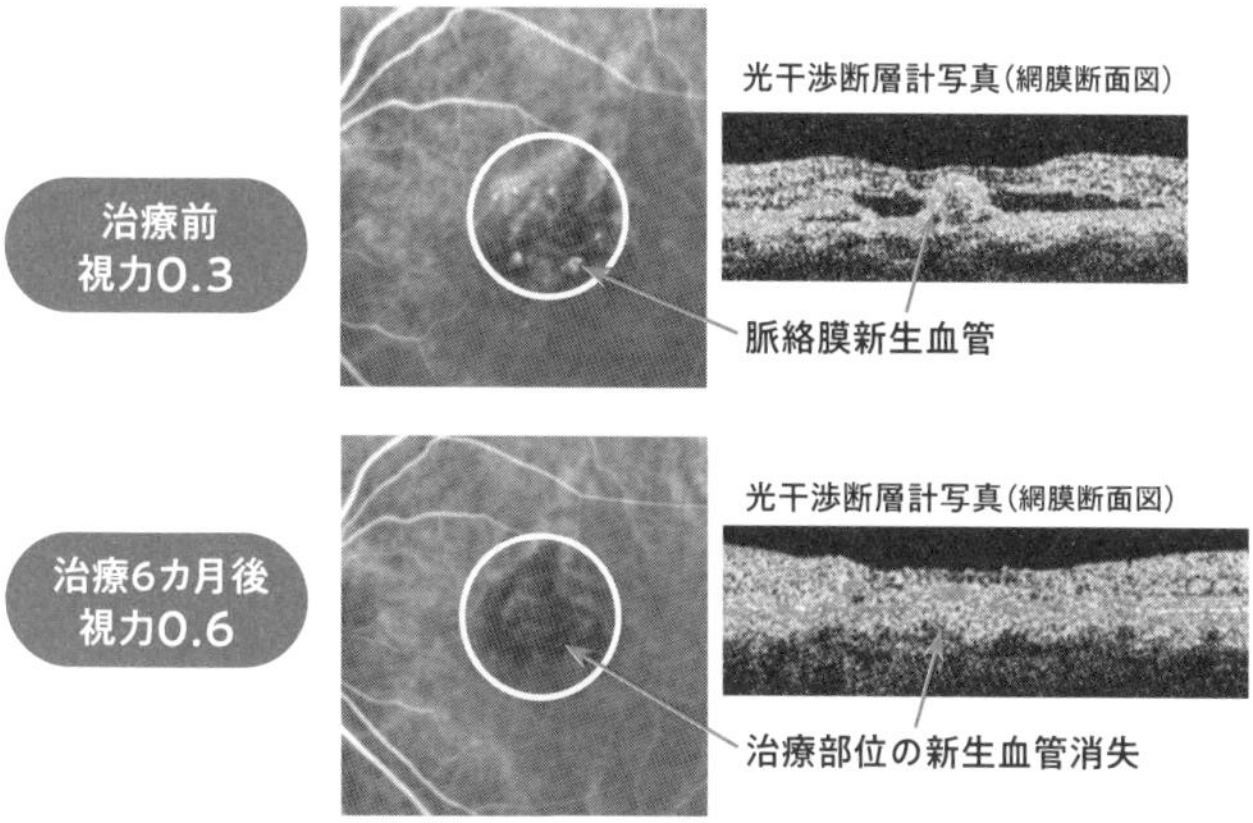

ＰＤＴ治療前（上）には○の中にポリープ状の新生血管が見られるが、治療6カ月後（下）には○の中の新生血管は消失しているのがわかる。光干渉断層計写真でも治療前のポリープによるふくらみが、治療後には消えている。視力も0.3から0.6に改善。

　その理由は、人種によってＡＭＤの病態が少し異なるからです。詳しく述べると難しくなるので、簡潔に説明しましょう。

　アジア人の脈絡膜新生血管は、血管がポリープ（瘤状）の形をした「ポリープ状脈絡膜血管症」となっている場合が多く、この病型にはＰＤＴがよく効きます。ポリープが完全に閉塞して、浮腫が収まるのです（図16）。

　ただ、この治療には欠点がふたつあります。ひとつは、稀にポリープ状の血管が破れて、治療後に大出血を起こして視力が低下すること。もうひとつは、何度も治療を繰り返すと網膜が萎縮してきて、視力が徐々に下がる場合があることです。筆者の施設では、ひとつの眼が一生の間に受けるPDT回数があまり多くならないように気をつけています。

このように、PDTは日本人にとっては有効例の多い、よい治療法です。特に、後述の**抗VEGF治療**で病勢を抑えきれない症例には、抗VEGF治療とPDTの同時治療（併用治療）が有効で、さらに、術後の大出血という合併症も併用治療によってかなり頻度を下げることができます。

抗VEGF治療で視力が改善する！

PDTは視力維持を目指す治療でしたが、視力アップを可能にする新しい治療法が2008年頃に登場しました。それが「**血管内皮増殖因子阻害剤治療**」です。血管内皮増殖因子（Vascular Endothelial Growth Factor）は、その頭文字をとっ

【図17】抗VEGF治療のメカニズム

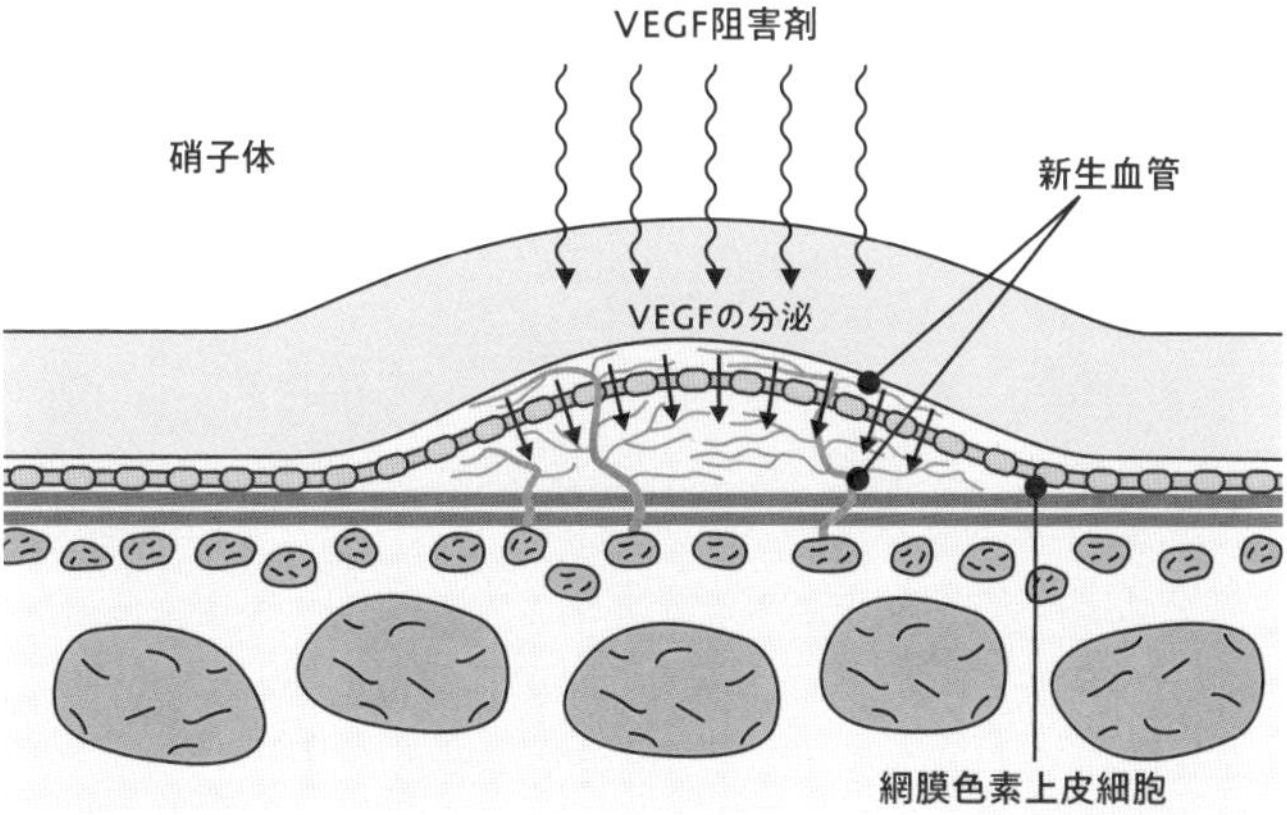

て「ＶＥＧＦ」と呼ばれます。血管内皮増殖因子阻害剤はこのＶＥＧＦの働きを抑える薬で、「抗ＶＥＧＦ薬」とも呼ばれることから、この治療法を「**抗ＶＥＧＦ治療**」と略します。

前述のように、活性酸素や虚血の影響を受けた網膜色素上皮細胞や視細胞は、自らが生き延びるためにＶＥＧＦを分泌して、自分の周りに血管を引き寄せて酸素や栄養分を得ようとします（図17）。

この反応自体は、瀕死の網膜色素上皮細胞や視細胞が生き延びるために行うもので、しかたのないことですが、残念ながらその結果としてできた脈絡膜新生血管は、酸素や栄養素をもたらす以外に、出血や浮腫も起こして

【図18】鍵が鍵穴に刺さる前にVEGFを捕獲

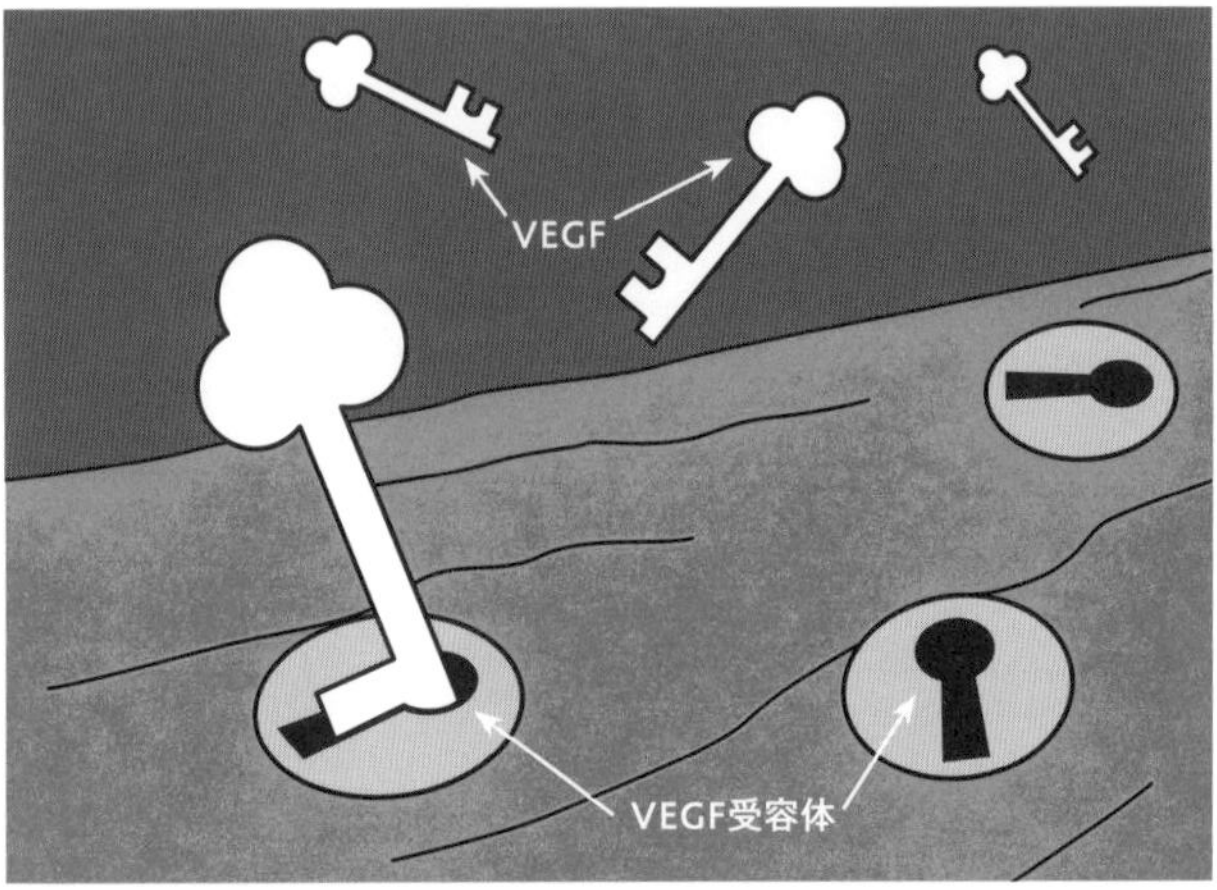

VEGF（鍵）が受容体（鍵穴）に刺さると血管から芽が出て新生血管ができる。

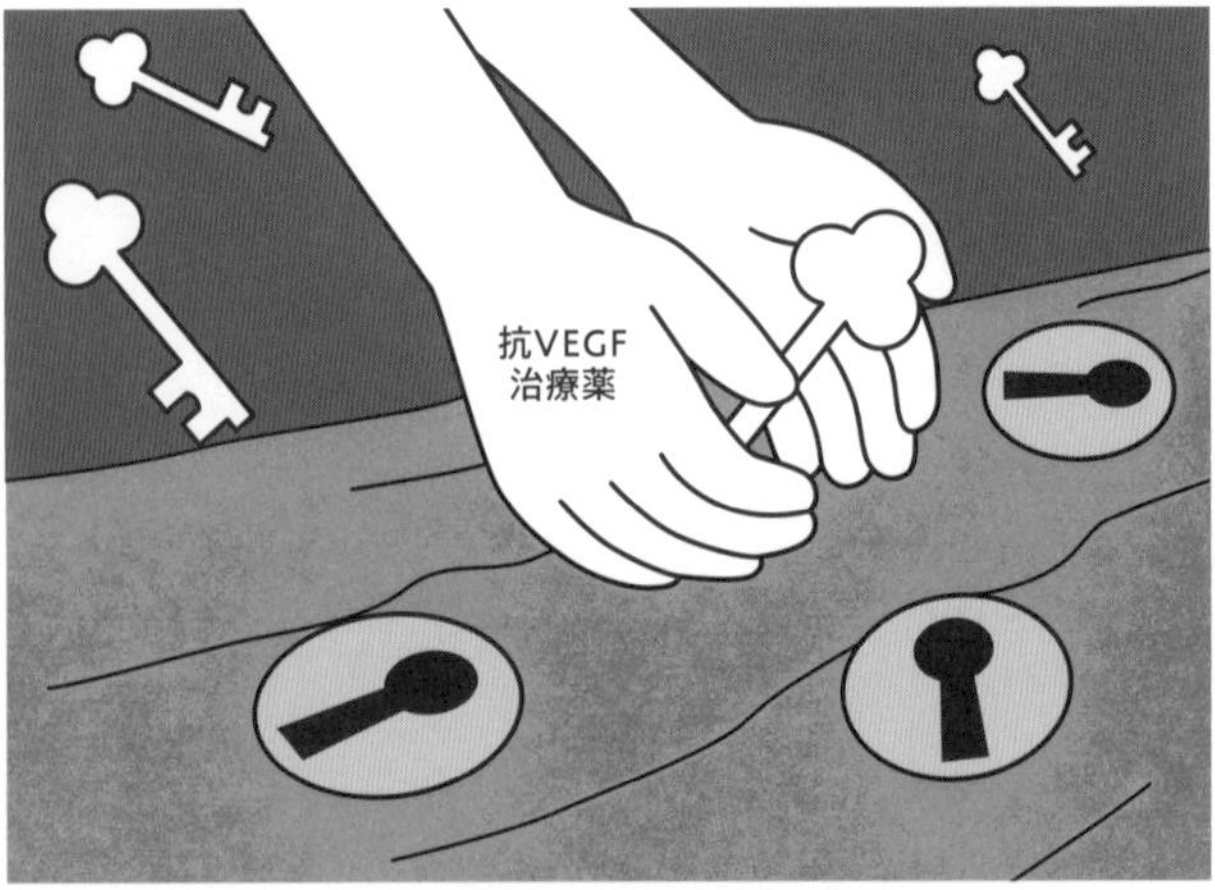

VEGF（鍵）が受容体（鍵穴）に刺さる前にY字型の抗VEGF治療薬の両腕がVEGFを捕まえる。

しまうため、結局、網膜が壊れて視力が下がってしまいます。

そこで、**このVEGFの働きを抑えて、新生血管をおとなしくさせようというのが、抗VEGF治療です**。VEGFは脈絡膜血管の細胞表面にあるVEGF受容体に結合します（図18上）。すると、VEGFの信号を受けた血管の細胞が増殖して、血管から芽が出るように新生血管が伸びてきます。わかりやすく言うと、**VEGFとその受容体は「鍵と鍵穴の関係」です**。鍵穴に鍵が刺さることで、新生血管は発生するわけです。

抗VEGF治療とは、鍵が鍵穴に刺さる前に、鍵であるVEGFを捕まえて、鍵が刺さるのを防ぐ治療なのです（図18下）。

3種類の治療薬はそれぞれに個性的

抗VEGF治療薬として最初に開発されたのが、ベバシズマブ（商品名『アバスチン』ジェネンテック社）です。この薬剤はVEGFに対する抗体で、最初に大腸がんの治療薬として発売されました。この薬を眼の中に注射（硝子体の中に注入するので、硝子体内注射と呼びます）すると、脈絡膜新生血管が小さくなることが2005年に報告されました。

ただし、ベバシズマブはあくまでもがんの治療薬であり、現在、世界のいずれの国でも眼の病気に対する治療薬としては承認されていません。

そこでAMD用の治療薬として、08年のペガプタニブ（商品名『**マクジェン**』ファイザー社）に続き、ラニビズマブ（商品名『**ルセンティス**』ノバルティスファーマ社／09年）、アフリベルセプト（商品名『**アイリーア**』バイエル薬品、参天製薬／12年）、ブロルシズマブ（商品名『**ベオビュ**』ノバルティスファーマ社／20年）が発売されました。

なお、『マクジェン』は臨床試験では有効性が証明されたものの、実際の臨床ではやや効果が劣るため19年に発売中止となり、現在は『**ルセンティス**』、『**アイリーア**』、『**ベオビュ**』の3種が臨床で使用されています。それぞれに個性があり、多くの網膜専門医は病状に合わせて3つの薬剤を使い分け、さらに投与方法も調整しています。

●ルセンティス

２００６年、世界中の眼科医をアッと驚かせる臨床試験結果が、米国の権威ある医学雑誌『The New England Journal of Medicine』に発表されました。欧米を中心に行われたふたつの臨床試験（ＭＡＲＩＮＡ試験とＡＮＣＨＯＲ試験）によって、**治療を受けた患者の視力がアップすることが示されたのです（図19）**。

これまでは、滲出型ＡＭＤと診断されたら最後、視力は落ちていくばかりで、ＰＤＴやレーザー光凝固がうまくいっても、せいぜい現状維持しかできなかったのですから、「視力改善」が見込めるこの治療法に多くの眼科医が飛びつくのは当然のことでした。筆者もまた、**それまでなかなか抑えられなかった新生血管が1回の注射で劇的に小さくなるのを初めて見たとき、非常に感動したことを覚えています（図20）**。

その臨床試験に用いられた抗ＶＥＧＦ治療薬が、ルセンティスでした。

【図19】MARINA試験とANCHOR試験

MARINA試験 ルセンティス治療と無治療との視力経過の比較

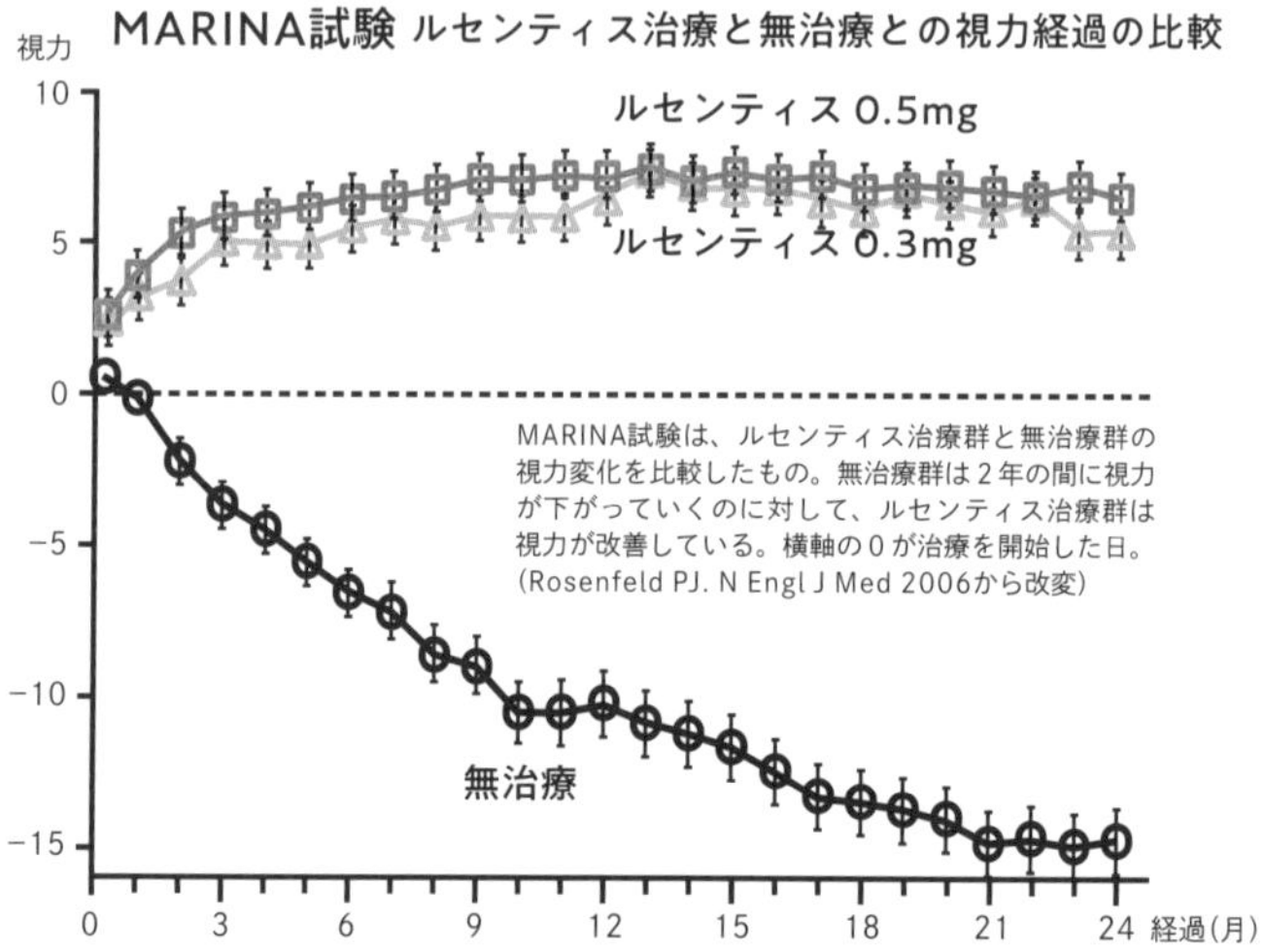

MARINA試験は、ルセンティス治療群と無治療群の視力変化を比較したもの。無治療群は2年の間に視力が下がっていくのに対して、ルセンティス治療群は視力が改善している。横軸の0が治療を開始した日。
(Rosenfeld PJ. N Engl J Med 2006から改変)

ANCHOR試験 ルセンティス治療とPDTとの視力経過の比較

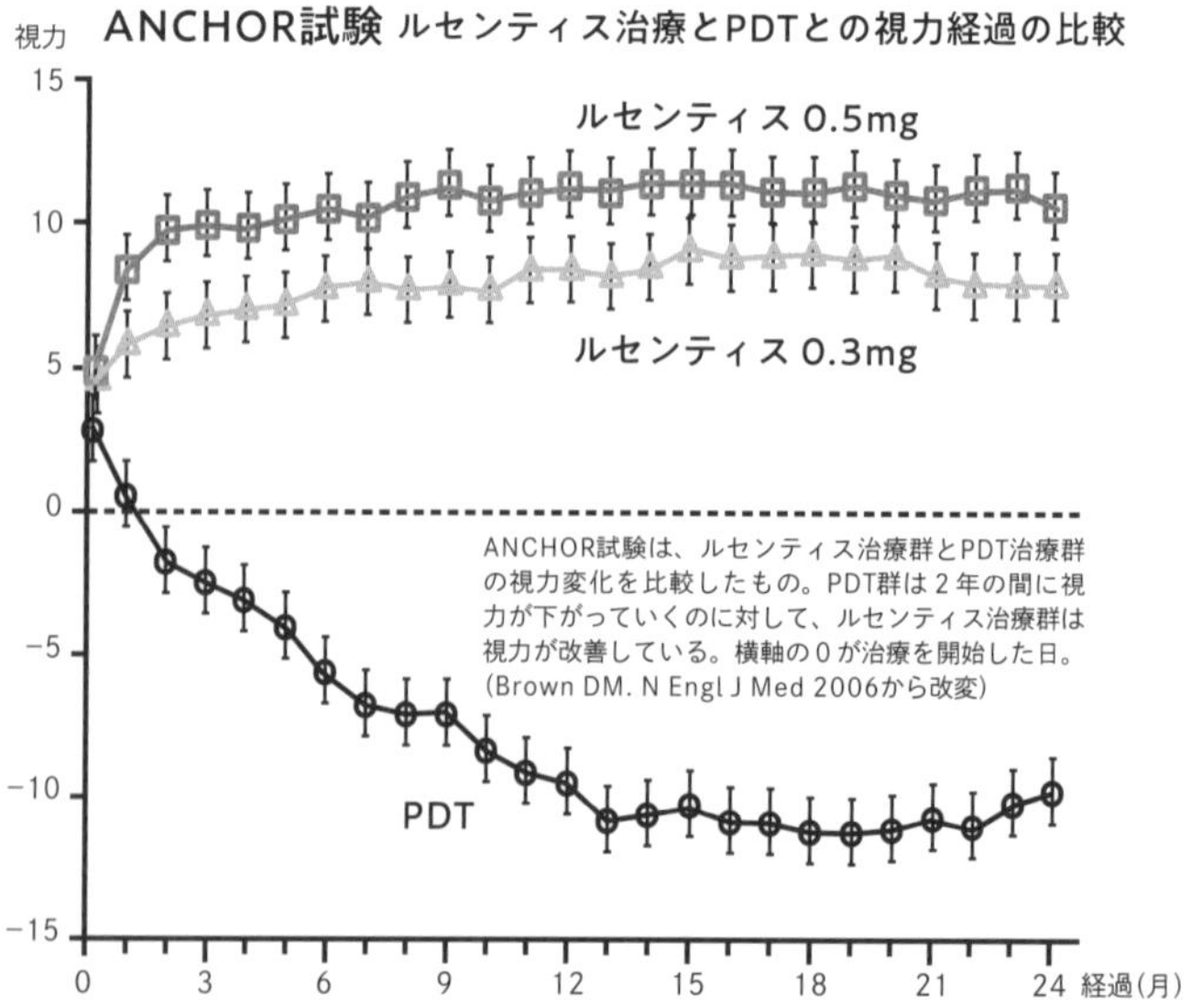

ANCHOR試験は、ルセンティス治療群とPDT治療群の視力変化を比較したもの。PDT群は2年の間に視力が下がっていくのに対して、ルセンティス治療群は視力が改善している。横軸の0が治療を開始した日。
(Brown DM. N Engl J Med 2006から改変)

【図20】ルセンティスを注射することで新生血管が劇的に小さくなった

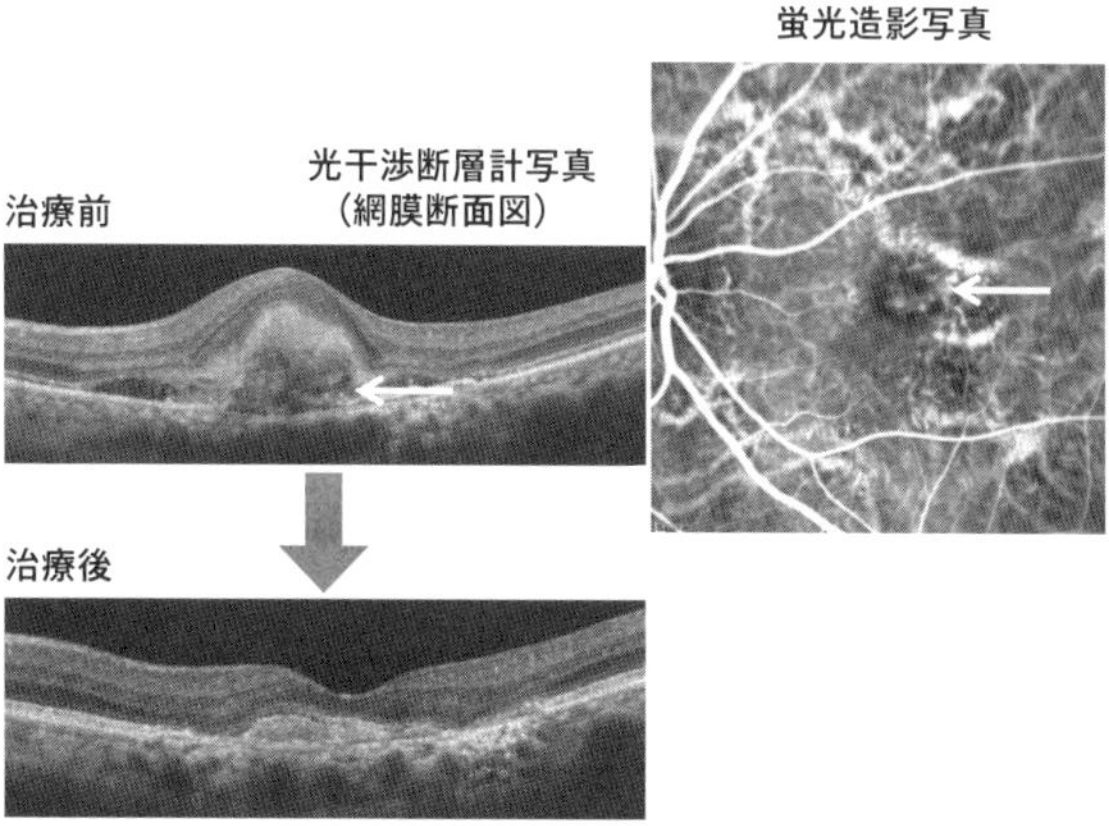

蛍光造影写真で新生血管（矢印）が見られ、光干渉断層計写真では網膜の下に隆起が見られる（矢印）（写真上2点）。そして、ルセンティスを1カ月ごとに3回注射した後、隆起は軽減し、視力は0.07から0.3に改善した（写真下）。女性 66歳。

ルセンティスは、ＶＥＧＦの抗体であるベバシズマブの一部分を模して作った薬剤です。それが眼に投与されると、ＶＥＧＦが脈絡膜血管の受容体に結合する前にＶＥＧＦに結合します。つまり、鍵が鍵穴に刺さる前に鍵にくっついて、鍵の形を変えて鍵穴に刺さらないようにするのです。ＶＥＧＦファミリーにはいろいろな種類がありますが、ルセンティスはそのなかのＶＥＧＦ‐Ａを強力に抑えます。

ただし、同薬剤は脈絡膜新生血管のうち、網膜色素上皮細胞層より上

【図21】アイリーアの効果が証明されたVIEW試験

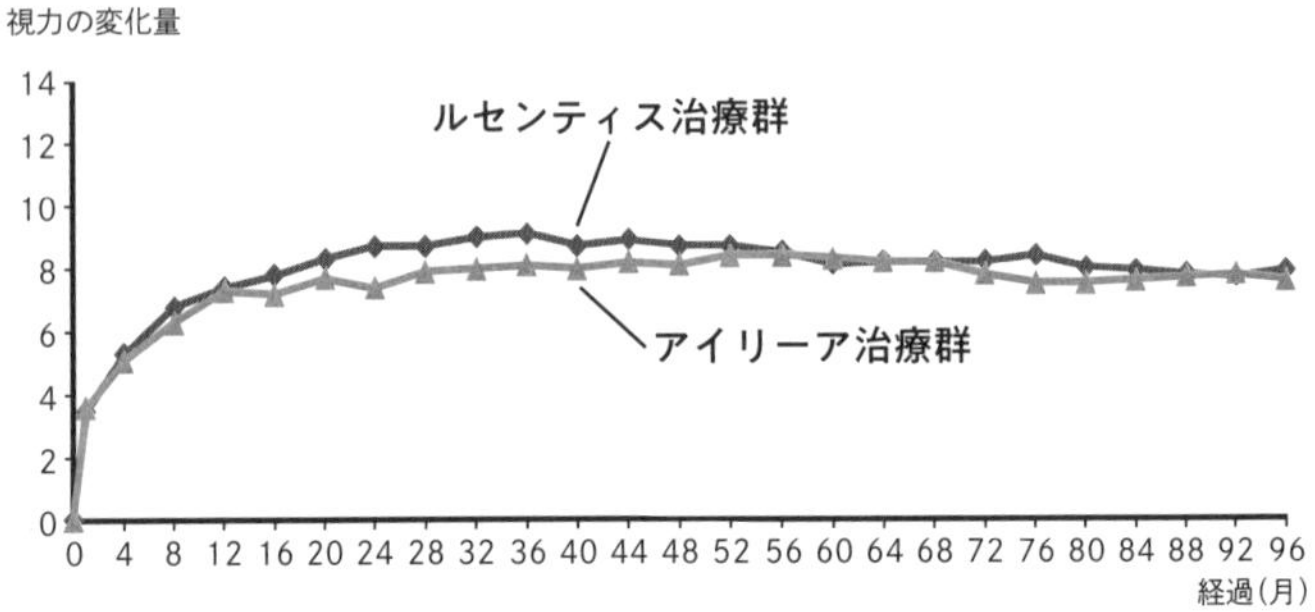

VIEW試験は、ルセンティス治療群とアイリーア治療群の視力変化を比較したもの。両者とも2年間視力は改善し、その効果は両者同等である。
(Schmidt-E U. Ophthalmol 2014から改変)

に広がるタイプの新生血管には効果がありますが、同細胞層の下に広がる新生血管には効果が弱いという性質があります。また、「半減期」と言って、硝子体内に注射された薬剤が眼の中から消える日数は約9日です。

アイリーア

アイリーアはＶＥＧＦ受容体の一部と同じ構造を持つ薬剤で、ＶＥＧＦが受容体に結合する前にＶＥＧＦに結合します。**すなわち、鍵が鍵穴に刺さる前に鍵をトラップ（罠をかけて捕獲）するのです**。さらに、ルセンティスよりも多くの種類のＶＥＧＦ（ＶＥＧＦ-Ａ、ＶＥＧＦ-Ｂ、ＰlＧＦ）と強力に結合してその作用を抑制します。ＶＩＥＷ１試験、ＶＩＥＷ２試験という２つの臨床試験で有効性が証明され（図21）、２０２１年時点で、聖隷浜松病院ではもっとも多くの患者さんに使用している薬剤です。

アイリーアは、網膜色素上皮細胞層より上に伸びる新生血管だけではなく、網膜色素上皮細胞層の下に広がる新生血管にも効果があります。効果持続期間はルセンティスの約２倍とされています。

●ベオビュ

ルセンティスからＶＥＧＦに結合する部分だけを取り出した薬剤で、ルセンティスよりも分子量が小さく溶解性で勝るため、眼の中にたくさんの量を注射できます。つまり、**たくさんの薬剤を入れることで効果持続期間の延長が期待できます**。また、分子量が小さいことから網膜の透過性にも優れ、網膜色素上皮細胞層の下に広がる脈絡膜新生血管にも効果があります。ただ、ルセンティスやアイリーアに比べて副作用の発生頻度が高いという問題点があります。

眼に注射を打つことを恐れないで

抗ＶＥＧＦ治療は通院で受けられます。その方法は「硝子体内注射」です。眼に注射をすると聞くと恐ろしく感じるかもしれませんが、注射前に麻酔の目薬を点眼しますので実際には痛みはなく、一瞬のうちに終わるので心配は無用です。

方法は施設によって若干違いますが、聖隷浜松病院の例をもとに解説します。硝子体内注射でもっとも注意しなければならないのは、細菌が注射針と一緒に眼の中に入ることで起こる感染症です。眼の中は細菌に対する抵抗力が弱いので、感染が生じると大変です。

そこで、注射の前後3日間は予防的に抗菌薬点眼をします。ただし、抗菌薬点眼をしょっちゅう行うと、常在菌といってもともと眼にいる善玉菌も死んでしまい、かえって抵抗力が落ちてしまうので、欧米では予防的抗菌薬点眼は行われていません。

【図22】硝子体内注射

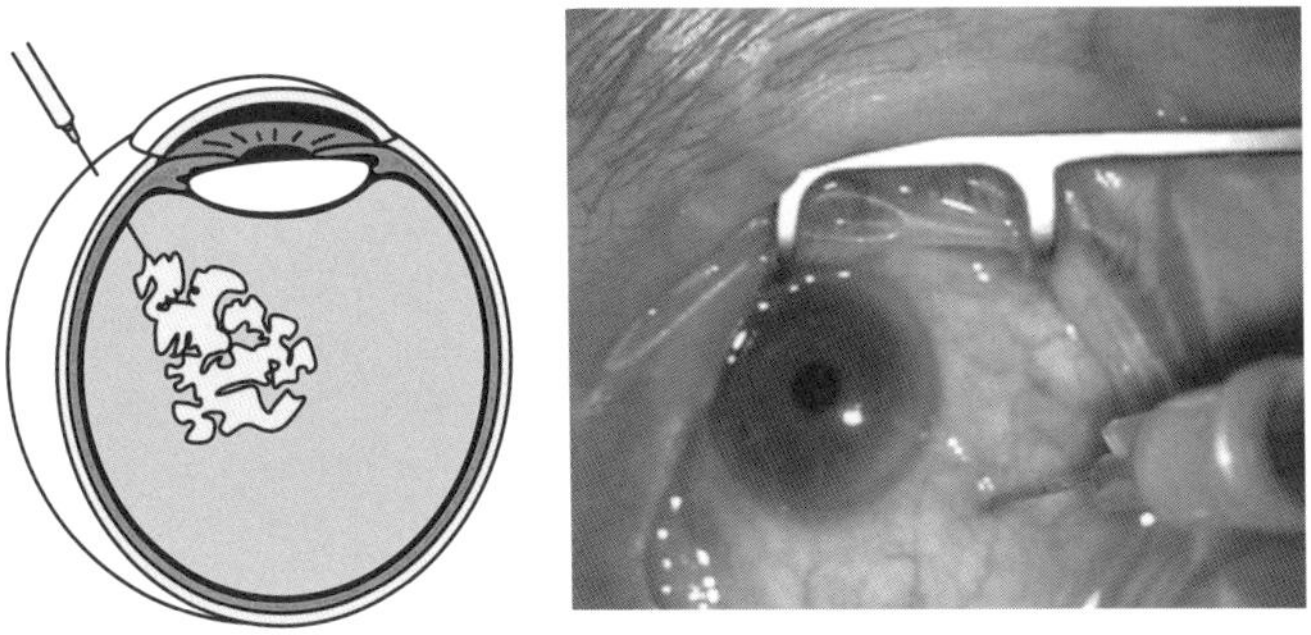

黒目と白目の境目から少し白目に寄ったところに針を入れ、眼の中に薬液を注入する。注射前に麻酔の目薬を点眼するので、痛みはない。

国内でも、最近は抗菌薬点眼をしない施設が増えてきました。薬剤の添付文書には使用する旨の記載があるため、医師法遵守という点では点眼が必要ですが、科学的には不必要と思われ、少し矛盾があるのが現状です。

したがって、抗菌薬点眼をせずに注射をしても心配はないので安心してください。それよりも、**注射前にしっかり消毒をすることと、注射後に汚い手で眼をこすらないことが大事です**。

注射前に眼のまわりを消毒し、皮膚やまつ毛のばい菌が針先につかないように透明のシートを眼のまわりに貼ります。麻酔は点眼麻酔で十分です。**30Gという非常に細い針を使って、黒目と白目の境目から少し白目に寄ったところに刺して眼の中に薬液を注入します（図22）**。

注入は一瞬で終わり、すでに述べたとおり痛みはありません。針を刺す瞬間に軽い痛みを訴える方もありますが、腕の注射より痛くありません。たまに眼の表面の細い血管に針があたって注射後に白目に出血を起こすことがありますが、まったく心配はありません。1週間程度で自然にきれいになります。

治療後は普通に生活できます。ただ、汚い手で眼を触らないように注意してください。なお、注射後に以下の症状があるときは、感染や炎症などの副作用が生じている可能性があるので、早急に担当した医師に連絡してください。

●副作用が疑われる症状——早急に担当医に知らせる

■ズキズキするような痛み
■霧や雲がかかったように、かすんで見える
■細かな粒々が見える（ただし、泡のような物がひとつ眼の中で動く場合は、

注射時に入った空気なので心配はありません）

■充血が強い（ただし、白目の出血とは違います）

**抗VEGF治療後、
このような症状があれば要注意**

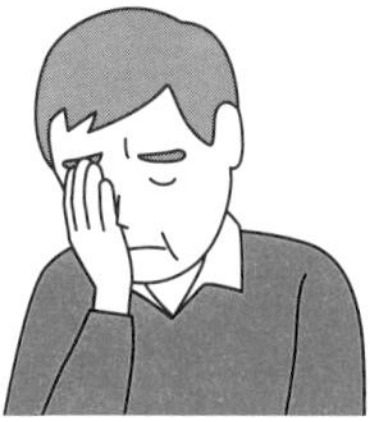

眼がズキズキ痛む

景色がかすむ

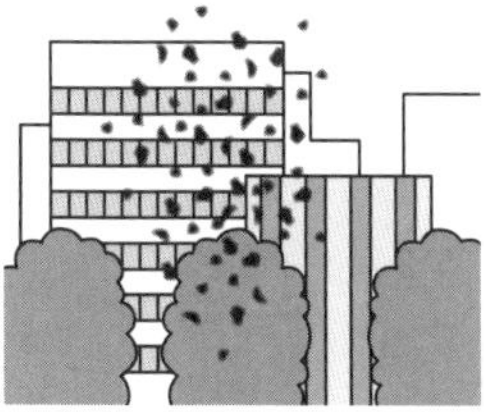

粒が見える

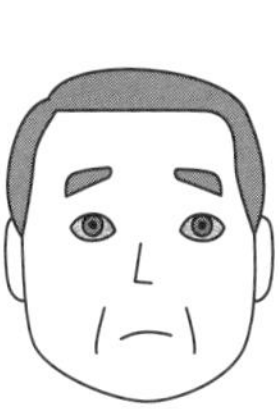

充血が強い

長期間繰り返し行う抗ＶＥＧＦ治療

ルセンティス、アイリーア、ベオビュのいずれの薬剤でも、硝子体内に注射されれた後は徐々に眼の外に運ばれてカラダから排泄されていきます。そのため効果が永遠に続くわけではなく、繰り返し投与を行う必要があります。

それぞれの薬剤で効果持続期間が異なり、薬剤の開発段階で決められた投与間隔は、**ルセンティスは1カ月ごと、アイリーアは2カ月ごと、ベオビュは症例により3カ月ごと**とされています。

また、**抗ＶＥＧＦ治療は、ＡＭＤの原因を取り除く根本治療ではなく、新生血管を抑えるだけのいわば対症療法ですので、長期間継続する必要があります。数年以上継続している患者さんも多いです**。長期間にわたって毎月あるいは2カ月ごとに注射を繰り返すのは、通院の手間や治療費の問題、眼に注射されるという精神的苦痛から、誰にとってもイヤなもので、患者さんは少しでも投与回数を減らしたいと願います。

さらに、抗VEGF薬は一般に高価なため、患者数が増えて投与回数が増えると、国の医療財政を圧迫することになります。そこで、どうすれば最小の投与回数で満足できる効果が得られるかについて、いろいろ試行錯誤がされてきました。

計画的か必要時か――それが治療の分かれ道

抗VEGF治療には大きく分けて「**計画的投与（または予防的投与）**」と「**必要時投与（または再発後投与）**」の2種類があります。

前者は、あらかじめ投与計画を立て、その計画通りに行う治療です。最初の注射で抑えた新生血管がぶり返す前に次の注射をすることで、再発を予防することから「予防的治療」と呼ばれています。しかし、いったん治まった新生血管がいつ再発するかを予測するのは簡単ではありません。したがって、1カ月後なのか半年先なのか、**再発する時期を正確に予測すること**がポイントになります。

【図23】抗VEGF治療の種類と流れ

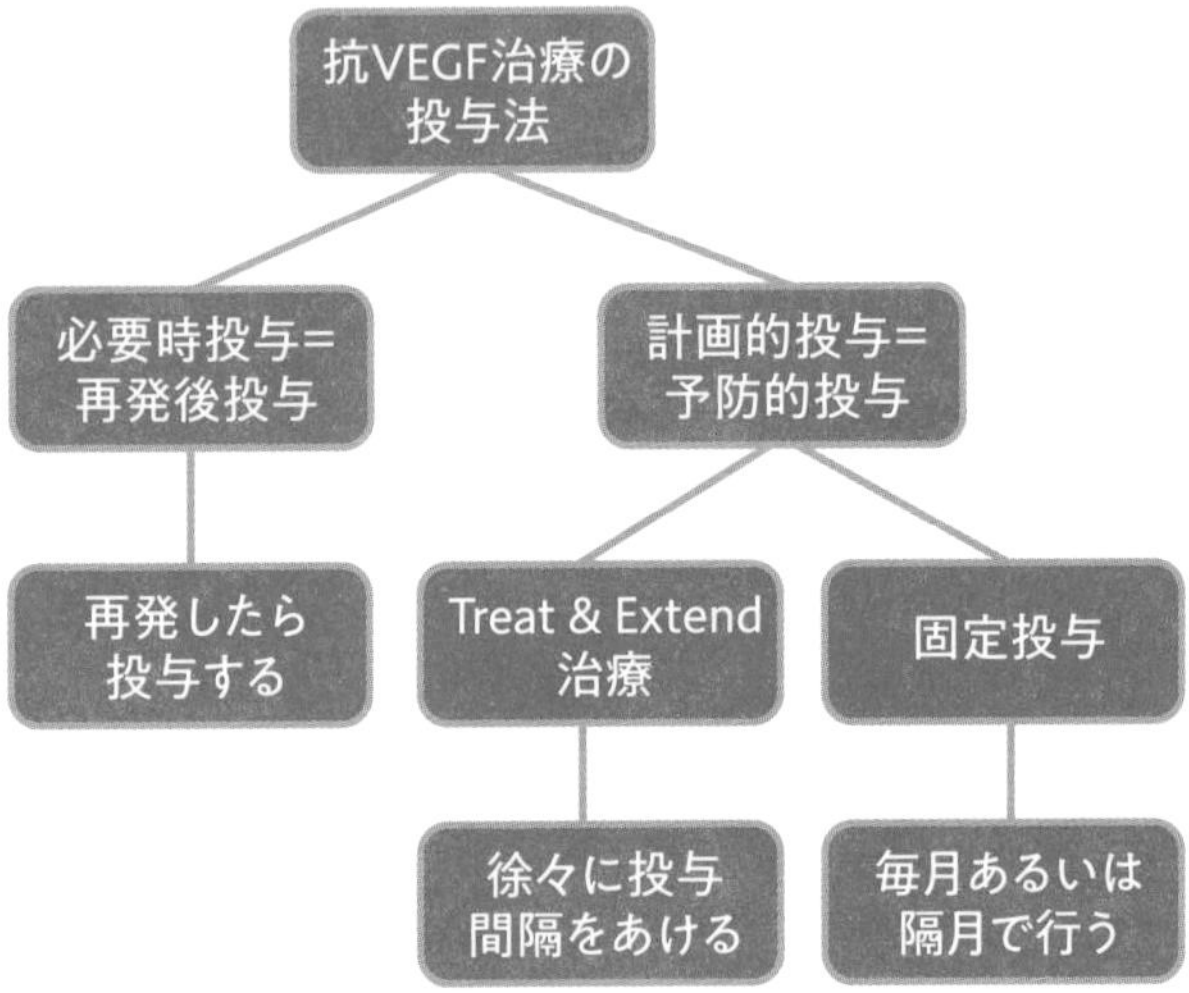

予測期間を長めにすると再発してしまうことから、ついつい投与間隔を短く計画する場合が多く、本来は必要のない投与をしてしまう可能性があります。

これに対して、「必要時投与（または再発後投与）」とは、診察で新生血管の勢いが強く、**治療が必要と判断されたときに投与を行う治療法**です。この方法は無駄な投与はなくなるものの、再発してから注射をすることになるので、視力が低下する危険があります。また、できるかぎり視力低下を抑えるには、再発後できるかぎり早く投与しなければなりません。そのため、こまめに診察を繰り返さなければならないという欠点があります（図23）。

●固定投与

計画的投与のうち、もっとも古典的な方法で、**決まった間隔で投与を継続するのが「固定投与」**です。ルセンティスが開発されたときには1カ月ごとの毎月投与が推奨されました。ただ、それでは患者や付き添いのご家族はもちろん、医療者にとっても負担が大きいため、隔月投与なども検討されたのですが、結局、毎月注射したほうが視力改善効果は高いため、毎月投与が基本とされました。

その後に開発されたアイリーアは、ルセンティスより眼内での滞留期間が長いことから、アイリーアの隔月投与（2カ月に1回投与）とルセンティスの毎月投与の効果を比較する臨床試験（VIEW1、VIEW2試験）が行われ、**アイリーアの隔月投与はルセンティス毎月投与と同等の効果があると証明されました**（86ページの図21）。したがって、アイリーアの固定投与は治療開始から3回は1カ月ごとに投与し、4回目からは隔月で投与することになりました。

2020年に発売されたベオビュは、さらに眼内滞留時間が長いことから、さらなる投与間隔延長が期待されました。そこで、ベオビュを3カ月間隔で投与した場合とアイリーアの隔月投与を比較する臨床試験（HAWK試験、HARRIER試験）が行われ、**ベオビュの3カ月間隔投与はアイリーアの隔月投与と同等の効果があることが示されました**。

ただし、3カ月間隔で約2年間うまくいけたのは全体の半分弱の方で、残りの患者さんはそれよりも短い投与間隔が必要でした。そのために、治療開始から最初の3回はやはり1カ月置きに投与し、4回目からは3カ月ごとに固定投与しますが、それで再発する場合には間隔を短くします。

●Treat&Extend治療

「Treat」は治療、「Extend」は延長という意味です。つまり「Treat&Extend（TAE）」は「治療と延長」ということで、治療後徐々

に投与間隔を延ばして様子を見るという方法です。

先ほど、計画的（予防的）治療は再発時期の予測がポイントになると述べました。患者さんそれぞれで病気の勢いは違うので、注射でいったん治まった新生血管がいつ再発するかには個人差があります。そこで、**まず、初期治療で新生血管を抑えておき、その後、治療間隔を少しずつ延ばしていきます**。ある期間で再発したら、それよりも少し期間を短縮して、再発しないかどうかを確認します。

このようにして、その患者さんにとって最適な投与間隔をみつけるのがＴＡＥ治療です。ルセンティスを使用する場合は、治療開始から３回は１カ月ごとに投与し、その後は間隔の調整幅を２週間単位にして、延長したり短縮したりして最適間隔を決定します。ただし、**最大間隔は12週（3カ月）**とします。

固定投与とＴＡＥ治療の投与回数を図24でそれぞれ示しました。治療開始から15カ月間の回数をみると、ルセンティスとアイリーアの固定投与はそれぞれ16回と９回、ルセンティスのＴＡＥ治療は８回になります。聖隷浜松病院ではさらに回数を減らす目的で、アイリーアを使用して、投与の調整幅を１カ月、最大投与

【図24】**治療開始から15カ月目までの投与回数**

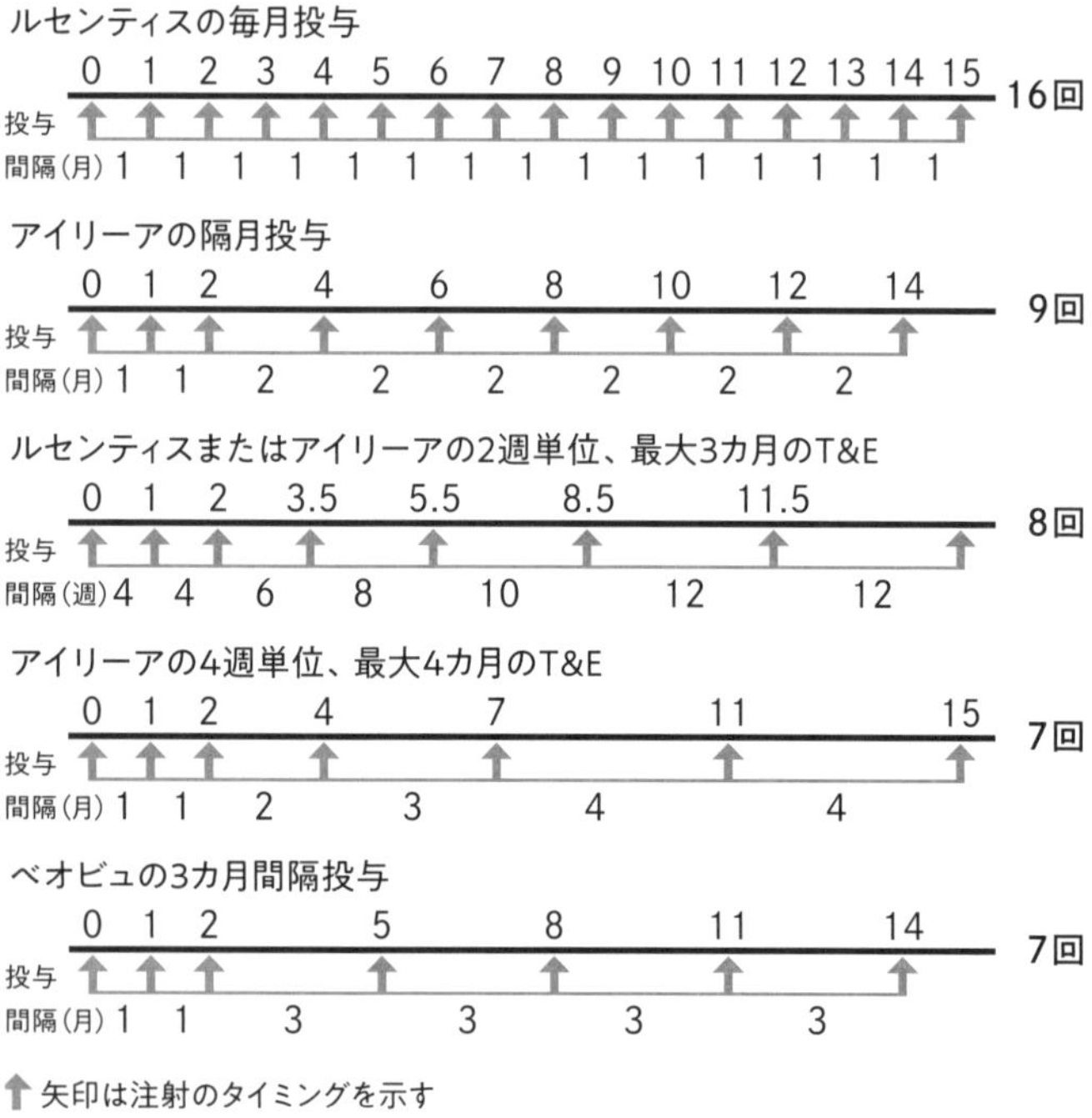

間隔を4カ月とする「**アイリーアTAE治療**」を行っています。この方法の15カ月間の投与回数は7回になります。ちなみに、ベオビュ固定投与でうまく3カ月間隔が継続できれば、15カ月間の投与回数は同じく7回になります。このように、**アイリーアTAE治療は投与回数が少なくなるというメリットがあります。**

●必要時治療

最近はＴＡＥ治療から始める場合が多いのですが、カラダの病気のために頻回の投与ができない方や、ＴＡＥである程度落ち着いた方には計画（予防）的ではなく、病気が悪化したときに投与する「**必要時治療**」を行うこともあります。これは「必要に応じて」という意味のラテン語「Pro re Nata」の頭文字をとって「**PRN治療**」と呼ばれます。

病気が再発・悪化していない人には注射をしないので、過剰投与を避けることができる点が、この方法の長所です。しかし、再発を見逃すと視力が悪化するので、定期的に診察をして病状を把握することが必要です。

理想的には月１回診察を受けるのがよいのですが、体力の低下した高齢者や通院に付き添いが必要な方には大きな負担になります。ましてや大病院で長い待ち時間がある場合は、頻回の受診はとても大変です。

通院しやすい眼科クリニックが近所にあれば、そこで検査を受けて、注射の必要なときだけ病院に行くのがよいとは思いますが、まだそのようなシステムができていないのが日本の現状です。せめてマイナンバーが普及して、カルテもクリニックと病院で共有できるようになれば連携しやすくなるのですが……。

また、米国などでは医療費や通院距離の問題などから、日本よりさらに大病院にかかるのが大変です。そこで、**スマホや簡易型OCT（30ページ参照）を使って自宅や近所の施設で眼底写真を撮り、それを大病院に送って管理してもらうというIoTが盛んに研究されています。**近い将来、IT機器を駆使した便利な診療が可能になるかもしれません。

アイリーアTAE治療の実態が見えた

話を「**アイリーアTAE治療**」に戻します。

聖隷浜松病院では2014年から、アイリーアを使用した調整幅1カ月、最大投与間隔4カ月のTAEを行ってきました。その結果、かなり満足のいく治療結果が得られ、なかには投与をいったん休止できる患者さんがいることもわかりました。しかし、その反面、いつまでも投与を続けなければならない患者さんや、さまざまな理由で治療が継続できない方、あるいは注射だけでは効果の弱い方もいることがわかりました。ここでは筆者の治療経験をもとに解説します。

●導入期の治療は効果大

抗ＶＥＧＦ治療は、最初に脈絡膜新生血管を抑えて滲出液（網膜浮腫、網膜下液、網膜色素上皮細胞の下に貯留した液）や出血を改善させます。ちなみに、**滲出液や出血がある状態を「ウエット（濡れた状態）」、それらが軽快した状態を「ドライ（乾いた状態）」**と呼びます。

ＡＭＤは、ウエットが続けば視力低下が進行し、ドライになれば視力が維持できると考えてください。したがって、治療はドライになることを目指します。開始後はとにかくドライになるまで治療を行い、いったんドライになれば、その状態を維持できるように投与を継続します。

最初に病気を抑える治療を「**導入期の治療**」、その後再発しないように抑える

【図25】

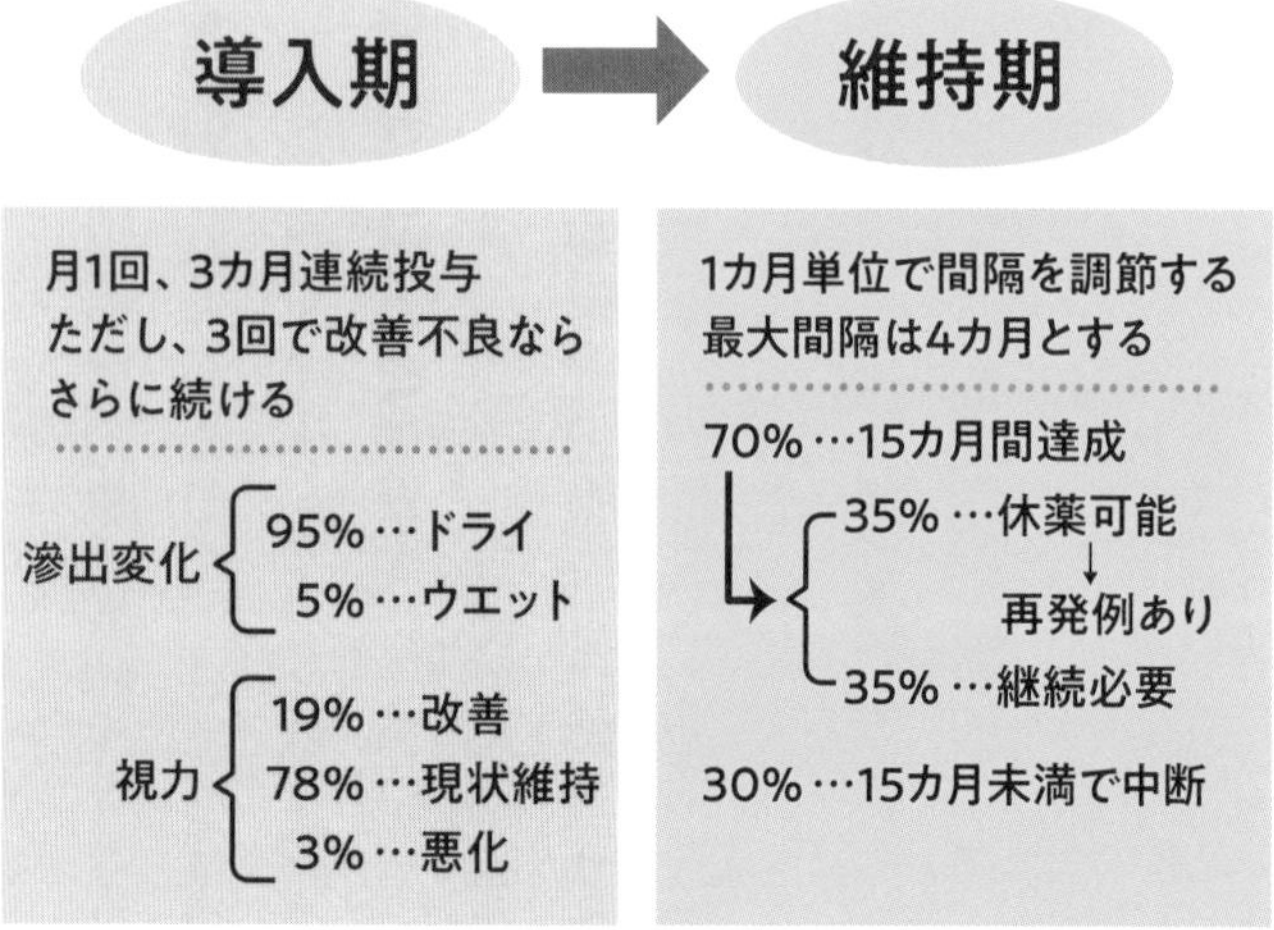

治療を「**維持期の治療**」として、ふたつを区別して考えます（図25）。導入期の治療は施設によって投与回数が異なりますが、もっとも一般的なのは1カ月ごとに3回の注射を繰り返す方法です。そして、3回投与が終わった1カ月後に効果を判定します。この時点で、ドライになっていたら導入期の治療成功ということになります。もしまだウエットなら、さらに1カ月ごとの投与を繰り返し、ドライになるのを目指します。

導入期の治療で滲出液が少しでも減少した症例を「**レスポンダー**」、全く減少しない症例を「**ノンレスポンダー**」としますと、治療を受けた278眼を調べたところ、レスポンダーが92％、ノンレスポンダーは8％でした。つまり、ほとんどの方は滲出液が減少します。さらに細かく見ると、レスポンダーの90％は3回以内で完全にドライになり、8％は4回以上の投与でドライ、2％は改善したもののウエットが続いている状況でした。

また、ノンレスポンダーでも4回以上の投与を続けるとドライになる場合もあり、結局、導入期の治療によって95％がドライになり、ウエットのままなのは5％でした。視力変化をみると、19％が改善し、78％が現状維持、低下したのはわずか3％。**アイリーアTAE治療**の導入期の成績はかなりよいことがわかります。

●維持期の治療は最大4カ月間隔

導入期の治療でドライになったあとはそれを維持しなければなりません。TAEでは導入期の最後の投与日から2カ月後に診察をして、ドライかどうかを診断します。ドライなら「2カ月間隔でも大丈夫」ということなので、その日に維持期の1回目の投与をしたうえで、今度は3カ月後の診察・投与を予約します。ウエットの場合は延長できないので、最小投与間隔の2カ月間隔を継続します。3カ月後の診察でドライなら、その日に投与をして、次回は4カ月後になります。3カ月後にウエットの場合は2カ月間隔に短縮します。

4カ月後にドライなら、その日に投与をした後、それ以上の延長はせずにもう一度4カ月後の診察・投与の予約をします。さらに、4カ月後にドライならそのまま最大間隔の4カ月に1回の投与を繰り返すことになります。

しかし、実際に患者さんを診ていると、4カ月間隔まで延長できた方はその後再発しにくいように感じました。そこで、試しに4カ月間隔の投与を2回行った時点で、一度、投与を休止してみました。すると、結構多くの方がそのまま再発せずに病気が治まることが確認できました（図26）。

とはいえ、休薬できた方が全員再発しないわけではなく、数カ月してから再発する場合もあります。したがって、休薬できたからといって受診をやめてしまってはいけません。いつ再発するかわからないので、診察は続けて受ける必要があり、再発したらまた投与を再開します。

【図26】アイリーアTAE治療の経過例

導入期

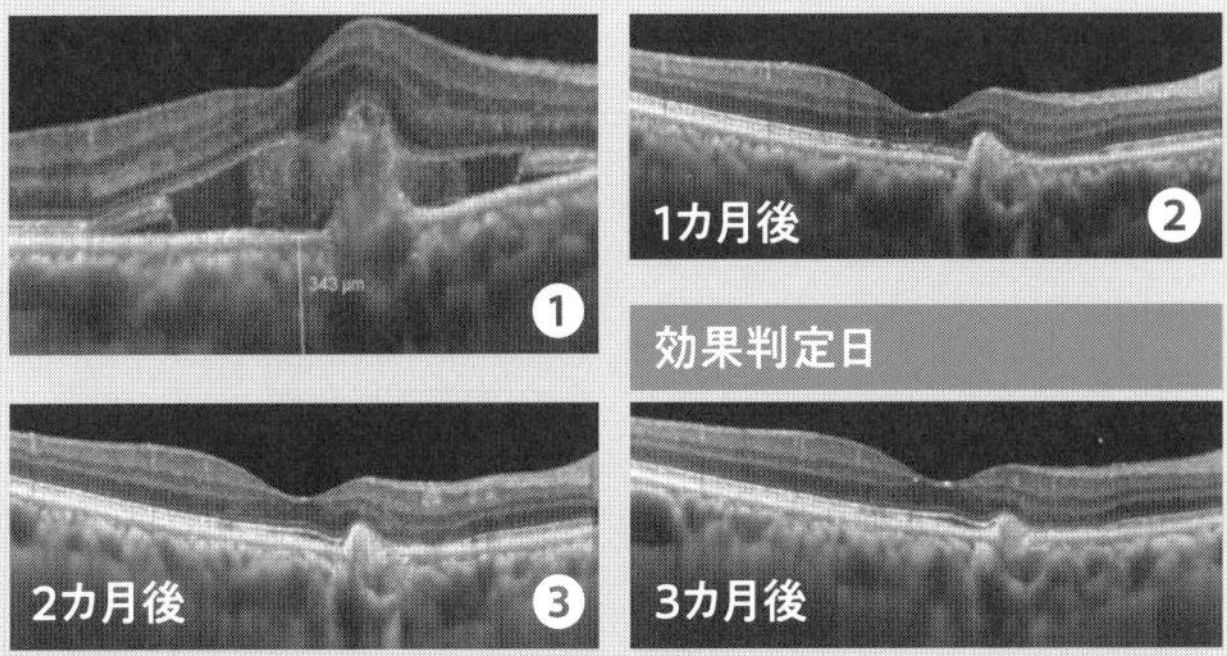

治療開始から、❶❷❸と毎月注射をし、効果を判定した。この方は網膜の下にあったふくらみが消えているのがわかる。

維持期

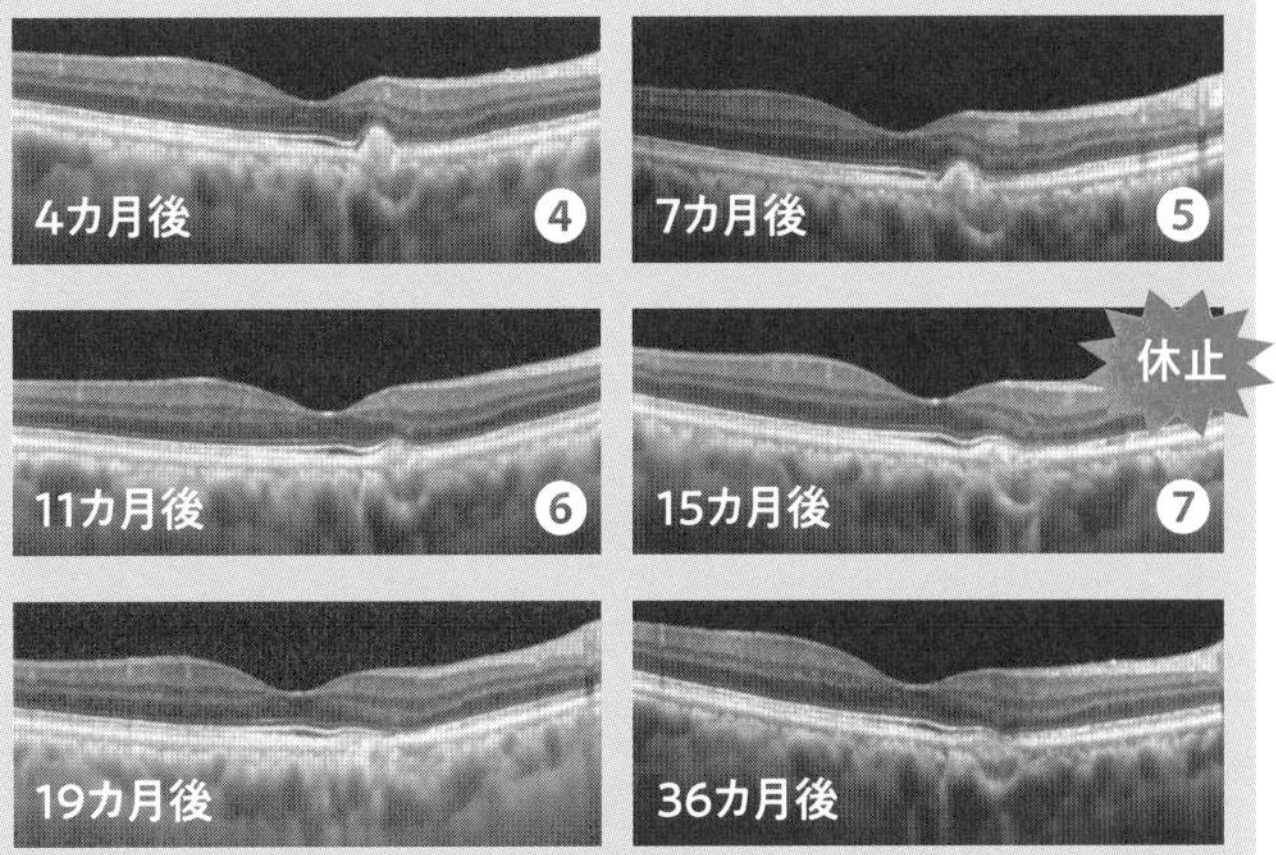

維持期は、１カ月単位で注射間隔を延ばしていき、開始から15カ月、7回が終了した時点で投与を休止した。その後も再発は見られず、治療開始から３年後も病状は落ち着いている（64歳男性／視力は0.3から1.0に改善）。

このように、抗VEGF治療は病気を抑えるよい治療ですが、病気の原因を取り除く治療ではないので、生涯にわたり診察を受けて、その時々で適切な治療を続けなければなりません。高血圧や糖尿病と同じように、一度発症すると生涯、病気と付き合う覚悟が必要です。

大変ですが、病気になったことをくよくよ悔やまずに、「病気を抑えてやる」という前向きな気持ちで頑張りましょう。

なお、ここで紹介したのはあくまでも聖隷浜松病院での治療成績を基にしたものであり、施設によって投与間隔や回数は異なりますので、治療内容は担当医とよく相談し、ご自分で理解したうえで治療に取り組んでください。

●継続できない患者もたくさんいる

維持期の治療を受けた246眼の成績を見ますと、7割の患者さんが治療開始から15カ月間のTAE治療をやり遂げ、残り3割の方たちはさまざまな理由で治療を中断していました（102ページの図25参照）。

15カ月後までTAE治療をやり遂げた方のうち約半数は、4カ月間隔の投与を2回行った後に投与を休止（計画的休薬）できました。いっぽう、3割の方は後に再発してしまいました。再発までの期間はいろいろですが、最後の治療から8、9カ月後が多いように見受けられました。

TAE治療は達成したものの、「4カ月間隔2回連続ドライ」という投与休止基準をクリアできなかった残り半数の方たちは、その後も2、3カ月間隔で投与を継続しています。ただし、継続中に病状が好転して休薬が可能になる方もいますので、希望を失わず治療を続けるとよいでしょう。

15カ月未満にTAE治療を中断した方の中断理由で最も多かったのは、「思ったほどの治療効果が得られなかった」でした。この方たちには前述のPDT併用治療を施しています。

次に多いのが、患者さんの希望によるものです。**その理由は患者さんごとに異なりますが、一番は「通院ができない」ということ**。高齢で見え方に問題があり運転ができないため、自分ひとりでは来院したくても無理なのです。

その場合、家族が車で送り迎えをすることになりますが、付き添いの必要な患者の多くは80～90歳代なので、その家族は50～60歳代で、まだ仕事をしている年代です。家族に仕事を休んで付き添いを頼むのを遠慮している方が多いようでした。次の診察日を案内すると、申し訳なさそうな表情で家族を見る患者さんが多く、見ているこちらも切なくなります。

医師には遠慮もあってか口に出されませんが、高額な医療費がネックとなり、経済的にやむを得ずあきらめる方もなかにはおられます。

その他に目立つのは、やはり高齢者ですので、「眼以外のカラダの病気のために治療が継続できない」という理由です。「先生、歳をとると次から次へ病気が出てきて、ほんと嫌になる」――そんな胸の内を明かす患者さんが実にたくさんいらっしゃいます。老化が進むと、カラダのあちらこちらの部品が老朽化して不具合を起こします。また、抗がん剤治療を続けながらＡＭＤ治療に通われる方も多く、いずれにせよ、本当に大変な状況だろうとお察しします。

●怖がらずに備えることが大事

聖隷浜松病院では、診察を受けた当日に投与が受けられるシステムや、計画的休薬も含めて、できるかぎり受診回数を減らすように心がけていますが、必要な投与は行わざるを得ません。

骨折のために治療を中断する場合も多いです。眼が不自由なため転倒しやすいからでしょう。このように、残念ながら他疾患のために投与を中断し、戻ってきたらAMDが悪化していたというケースが非常に多いのです。たとえ他の病院に入院中でも、1日だけ外出して注射を受けに来られたらよいのですが……。

老いは誰にだって訪れます。だからいちいち嘆くことなく、しっかり受け入れて上手に対処しましょう。そのためのコツは、早いうちから準備と対策をすることと、病気に対する正確な知識をもって、必要以上に怖がることなく、しかし、必要な我慢はするということです。こんなことを書いている筆者も、もう少しガタがきたとき、本当に対処できるかどうか不安ですが……。

図27は、アイリーアを使用したTAE治療の視力成績です。これは休薬できた

【図27】アイリーアを使用したTAE治療の視力成績①

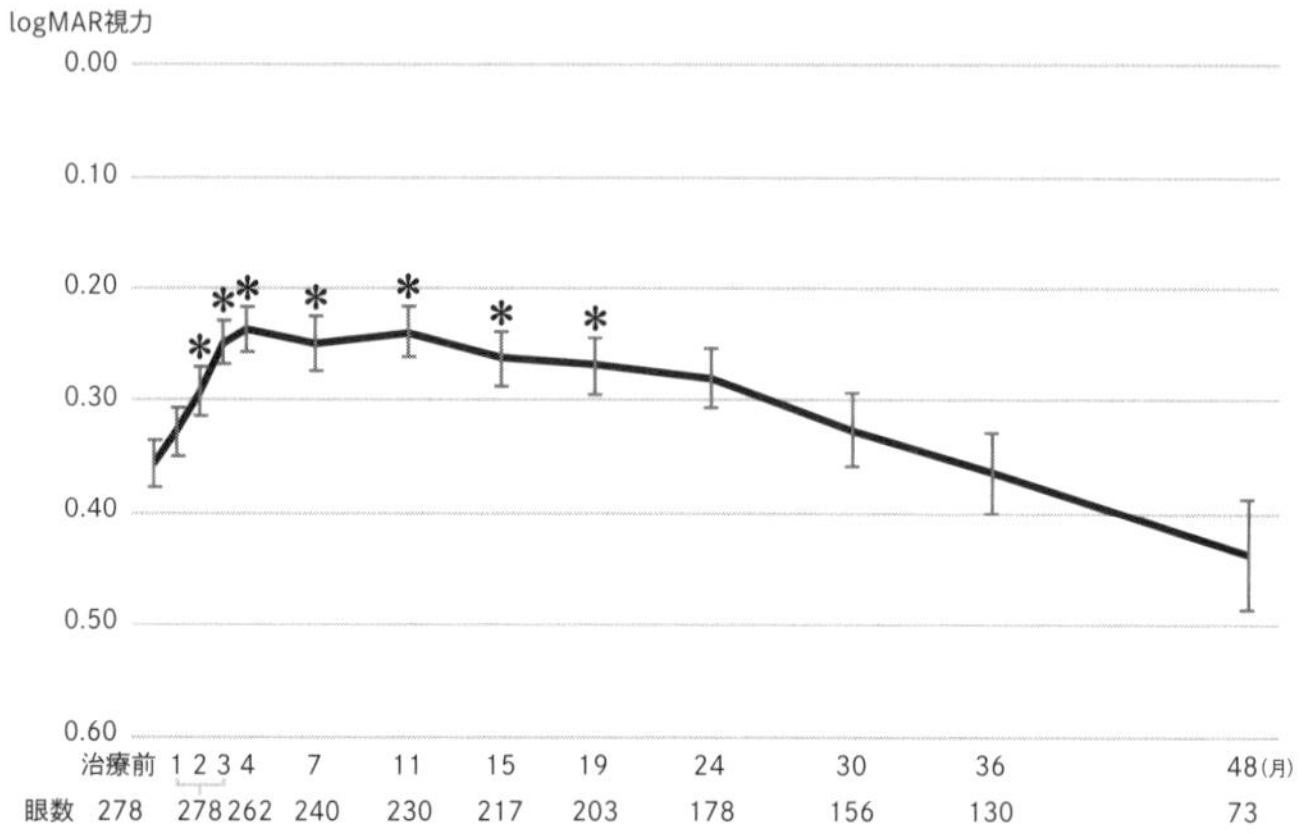

開始から19カ月までは視力が改善しているが、２年以降は徐々に悪化している。
(尾花 明／日眼会誌2021から改変)

【図28】アイリーアを使用したTAE治療の視力成績②

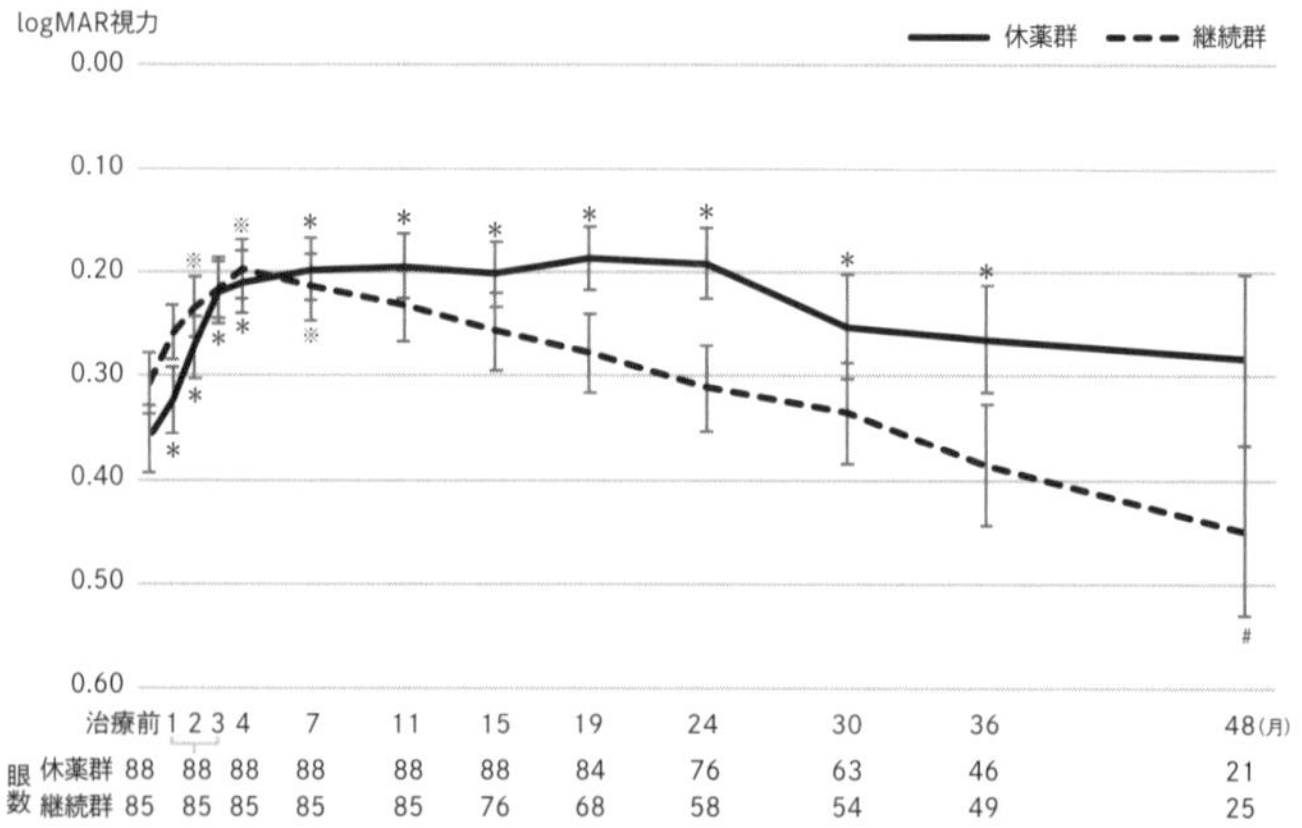

開始から15カ月で休薬できた場合は視力が良好に推移するが、休薬できない場合は徐々に視力が低下した。(尾花 明／日眼会誌2021から改変)

方と継続している方、途中で治療を中断した方のすべてをひっくるめた成績です。これを見ると、開始から19カ月までは視力が改善しながら、２年以降は悪化していることがわかります。

そこで、計画的休薬が可能になった場合とそうでない場合に分けて視力経過を見ると（図28）、休薬できた人は３年間、統計学的にも治療前よりよい視力が維持できており、４年後でもまだ治療前よりよい視力のままです。いっぽう、計画的休薬のできない場合は、２年後には治療前の視力に戻ってしまい、その後は低下しています。その理由は、休薬できない人はもともと病気の勢いが強く、抗VEGF治療で抑えきれないことや、途中で治療を諦めた方が含まれるからです。

副作用には十分に注意して治療する

国内外で実施された臨床試験では、**総症例１８２４例のうち、８９６例（49・1％）に副作用が認められました**。主なものは、注射部位の出血４８０例（26・

3％）、眼の痛み158例（8・7％）、眼圧上昇89例（4・9％）などで、いずれも自然回復し、困った状況に至るものではありませんでした。

大きな合併症としては、「眼内感染」といって注射部位から細菌が眼内に入って感染を起こす場合があります。放置すると失明に至りますので、早急に対処しなければなりません。ただし、発生率は非常に低く、正しく治療を行っていれば通常は発生しません。もし、91ページのイラストにあるような、注射後急に物がかすんで見える、痛みがある、充血がひどい、などの症状があれば、早急に治療を受けた施設に連絡しましょう。

その他の眼の合併症としては、硝子体出血、黄斑円孔、網膜剥離などがあります。また、**ベオビュにはブドウ膜炎や網膜血管炎、網膜血管閉塞という重篤な合併症が生じやすいことが指摘されており、使用に際しては担当医の説明をよく聞くようにしてください**。

抗VEGF剤は血管を閉塞させるので、脳梗塞や心筋梗塞発症との関係が取り沙汰されていますが、これまでの調査では、もともとこれらを生じやすい高齢者が治療を受けていることもあり、治療と関係なく脳梗塞や心筋梗塞が発症する確率と、治療後に発症する確率の間に大きな差（統計学的有意差）は認められていません。しかし、用心するに越したことはなく、**脳梗塞、心筋梗塞の既往歴がある方には、治療の必要性を十分考えて慎重に対応しなければいけません**。

聖隷浜松病院では、最近脳梗塞を起こした方や何度か繰り返している方にはこの治療はお勧めしていません。それ以外の既往歴のある方たちには、ＰＤＴとの併用などで抗ＶＥＧＦ薬の硝子体内注射の回数を減らす工夫をしています。

抗VEGF治療の費用はいくらかかる？

抗ＶＥＧＦ薬は非常に高価です。１回の治療代金は、薬剤費と検査、診察、注射手技料すべてを合計すると次ページの表のようになります。ただし、金額は施設によって若干異なりますし、**高齢受給者証、後期高齢者医療被保険者証をお持ちの方などは、自己負担限度額が設定されている**ので、詳しくは治療を受けられ

抗VEGF治療1回分の費用（再診料を含む）
［アイリーア、ルセンティス、ベオビュを使用した場合］　2021年

健康保険の自己負担割合	自己負担額（円）
1割	1万4,500〜1万6,800円
2割	2万8,900〜3万3,600円
3割	4万3,400〜5万400円

る施設で確認しましょう。

治療費の大半は薬剤費です。ルセンティスは1本約16万円、アイリーアは約13万7000円、ベオビュは約14万3000円です。これらはすべて輸入品です。国内で使用した抗VEGF薬の総額は1025億円と推定されます（2020年）。このうち自己負担分以外は健康保険から支出されます。みなさんが一生懸命働いて納めた保険料ですから、できるかぎり無駄遣いをしないように、必要な治療は正しく受けるとともに、不要な治療は避けなければなりません。

患者さん自身が病気に関する知識と理解を深めて、いま、自分が受けている診療内容をよく知ることと、医療者側も過剰治療や無駄な投薬をしないように心がけることが必要です。

第4章

予防の切り札「カロテノイド」って何だ？

AMDを引き起こす活性酸素の正体

「活性酸素」については、本書でこれまで詳しく述べてきました。それは網膜に溜まった老廃物（リポフスチン、臨床的にはドルーゼン）が光を吸収することで発生し、細胞に傷害をもたらしてAMD（加齢黄斑変性症）を引き起こす要因となる——ということで、その「悪玉」ぶりはよく理解していただけたと思います。

さて、ではどうすればその嫌なヤツから身（眼）を守ることができるのか。まずは、その「悪玉酸素」の正体を知ることから始めましょう。

地球が誕生したのはいまから46億年前とされています。「酸素」がこの世界に登場したのは、その16億年後のことです。30億年前、海の中で誕生したシアノバクテリアが光合成によって二酸化炭素から酸素を産生したことで、地球にうっすら酸素ができたのです。

やがて、酸素を利用する真核生物（細胞の中に核をもつ生物）が誕生すると、6億5000万年前に氷河期が終わることで栄養素が地表に流れ出したのを機に、真核生物である藻類が大量発生しました。

藻類のなかにあるクロロフィル（葉緑素）は太陽光が当たることで、周囲にある二酸化炭素と水を原料に酸素とでんぷんをつくります。いわゆる**光合成**です。光合成によって、地球上の酸素濃度は急激に高くなりました。現在、地球の空気中には約20％の酸素が含まれ、ヒトはこの酸素を取り入れて、ミトコンドリア（細胞内にある小器官）の中で栄養素の酸化的リン酸化という現象により効率的にエネルギーを産生しています。

ところが、**このエネルギー産生過程で酸素の一部から不安定で反応性に富む「悪玉酸素」、つまり活性酸素ができてしまいます。この活性酸素はカラダの中のさまざまな物質を酸化させてしまうのです。**

たとえば、タンパク質が酸化すると変性して構造が壊れ、脂質が酸化すると過酸化脂質ができます。酵素が酸化すると失活して働かなくなります。これらが合わさって起こるのが**老化**で、**血管の壁で起こると動脈硬化を生じ、血管が詰まると脳梗塞、心筋梗塞になります。また、核の中のＤＮＡが酸化して傷つくと、がんになります**。

もっとも、活性酸素は悪い働きばかりではなく、よいこともしています。体内に細菌やウイルスが入り込んだとき、白血球は活性酸素を利用してそれらを撃退します。あの憎き新型コロナウイルスを破壊するのにも役立っているのです。

動物はカロテノイドを自力でつくれない

緑の葉っぱは光合成をして酸素とでんぷんをつくります。そのとき、酸素の一部が活性酸素になってしまい、葉っぱを傷つけます（図29）。そこで、長い進化の過程で植物は活性酸素を解毒する物質を自らつくり出しました。それが**天然色素の一群であるカロテノイドのひとつ、ルテイン**です。

ルテインは活性酸素がもつ不安定なエネルギーを吸収して無毒化します。その

【図29】光合成の仕組み

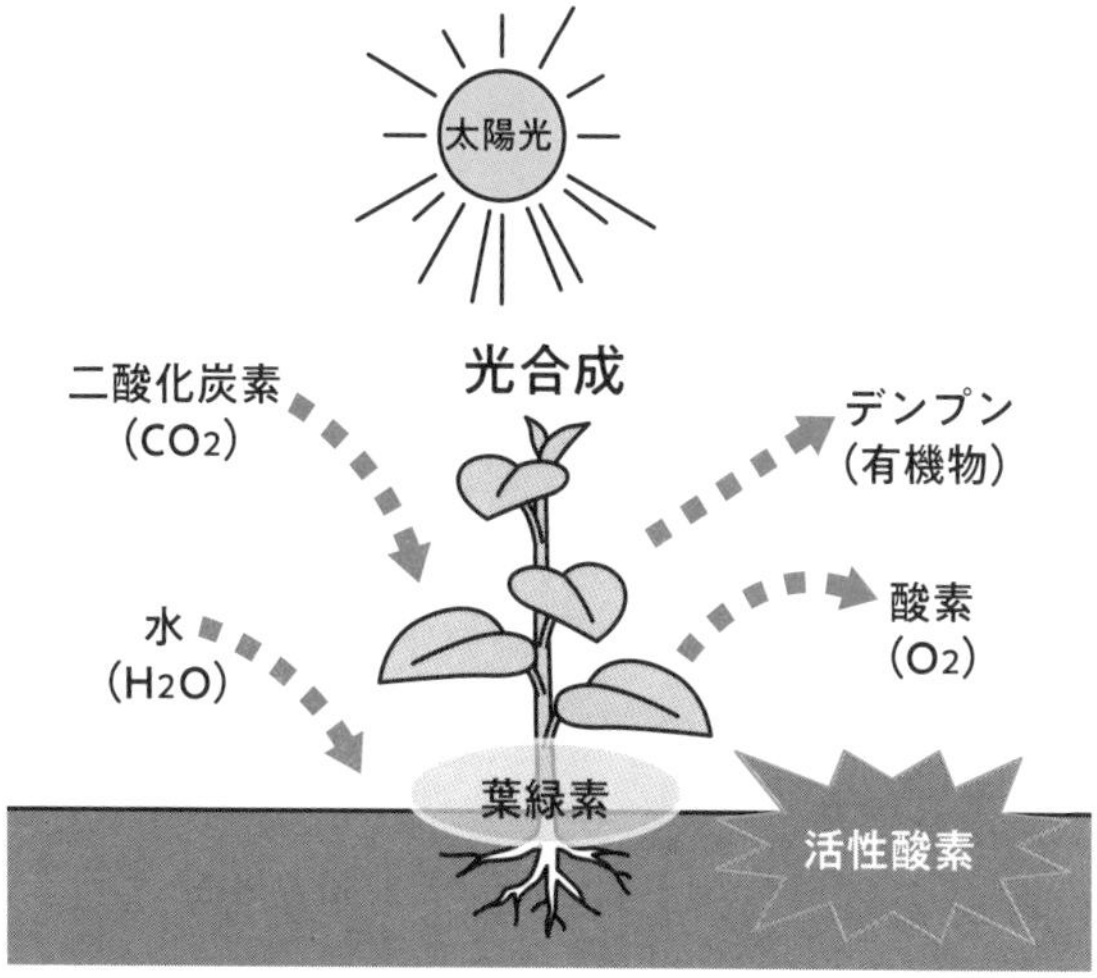

後、ルテインから用途に応じてさまざまな種類のカロテノイドが生まれ、現在、その数は１０００種類に及ぶとされます。

いっぽう、動物は植物のようにカラダの中でカロテノイドをつくることはできません。そこで、体内で発生した活性酸素を処理するために、植物のカロテノイドを利用します。つまり、動物は植物の作ったカロテノイドを摂取しなければならないのです。

もっともわかりやすい例が鮭です（図30）。鮭はもともと白身の魚ですが、**アスタキサンチン**という赤色のカロテノイドを持つオキアミを食べることで、カラ

【図30】**カロテノイドの食物連鎖**

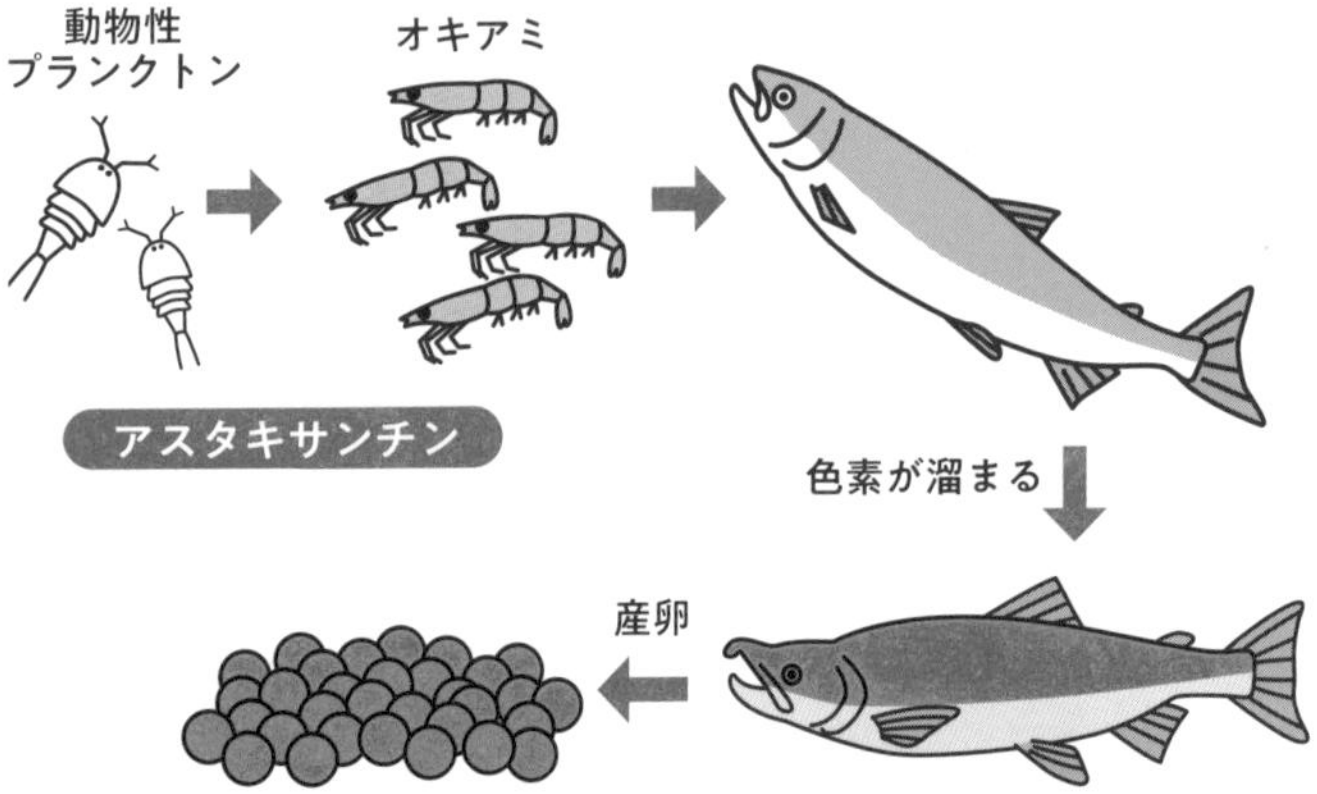

ダにその色素物質が溜まり、「サーモンピンク」と呼ばれる色になるのです。

もともとはカロテノイドをつくる植物性プランクトンが存在し、それを動物性プランクトンが食べ、それをまたオキアミが捕食し、鮭の体内に入るわけです。

この**食物連鎖**のおかげで、鮭をいろいろと料理して口にする私たちもめでたくアスタキサンチンを摂取することができるのです。また、果物や野菜をはじめ、β-カロテンなどのカロテノイドを豊富に含む食品があることは、みなさんもよくご存じでしょう。

【図31】ルテイン、ゼアキサンチン、メソゼアキサンチンの構造

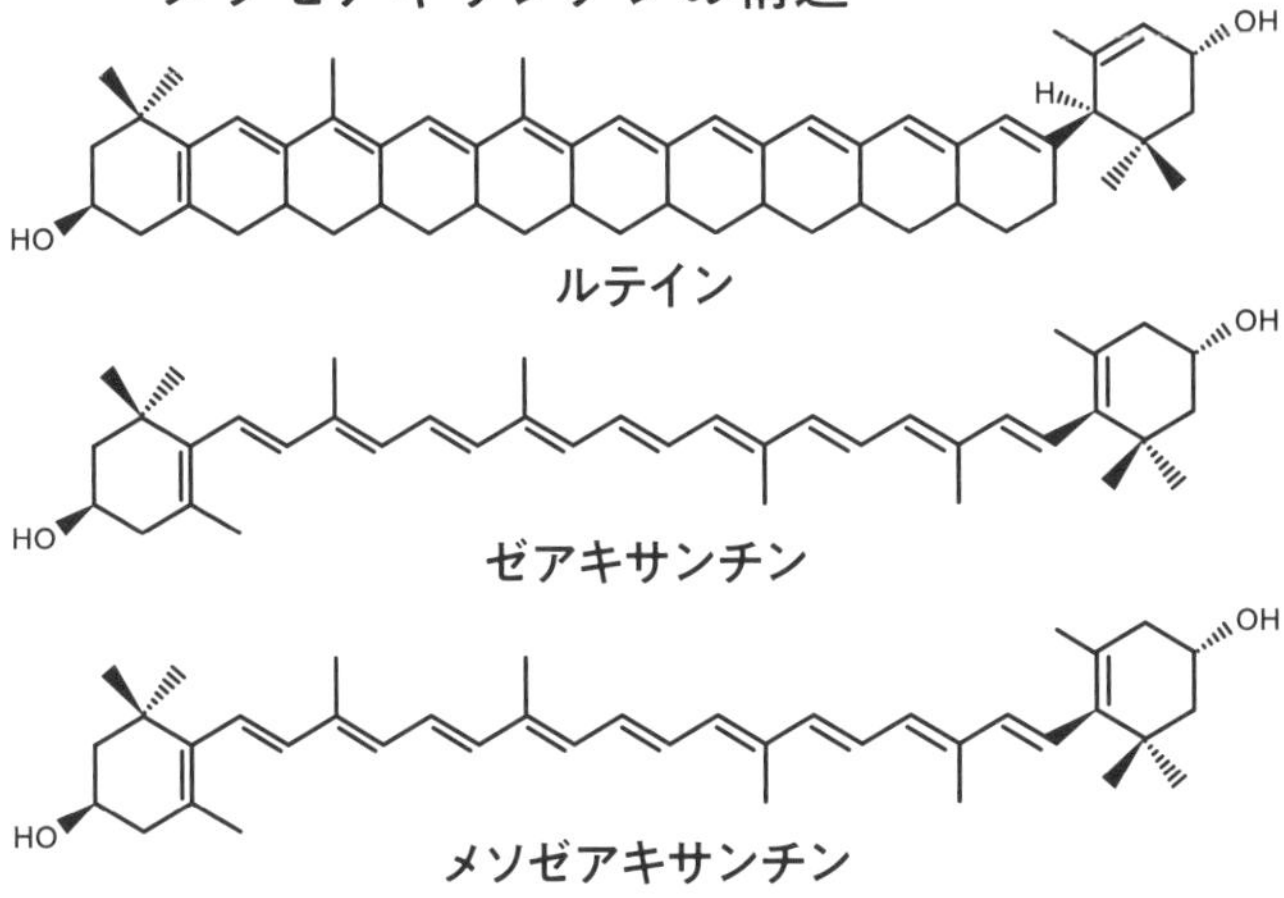

植物からの大切な贈り物

カロテノイドは炭素原子が横につながった分子です（図31）。ここで、横一列のジグザグ線がひとつ置きに二重線になっていることに注目してください。この二重線は、隣どうしになっている炭素原子の結合が４つの電子を介した特殊な結合（二重結合）であることを表しています。一般的な単結合よりも元素どうしの距離が近く、かつ、強く結びついているのです。**ひとつ置きに並ぶこの二重結合は「共役《きょうやく》二重結合」と言って、横長の**

【図32】黄斑色素

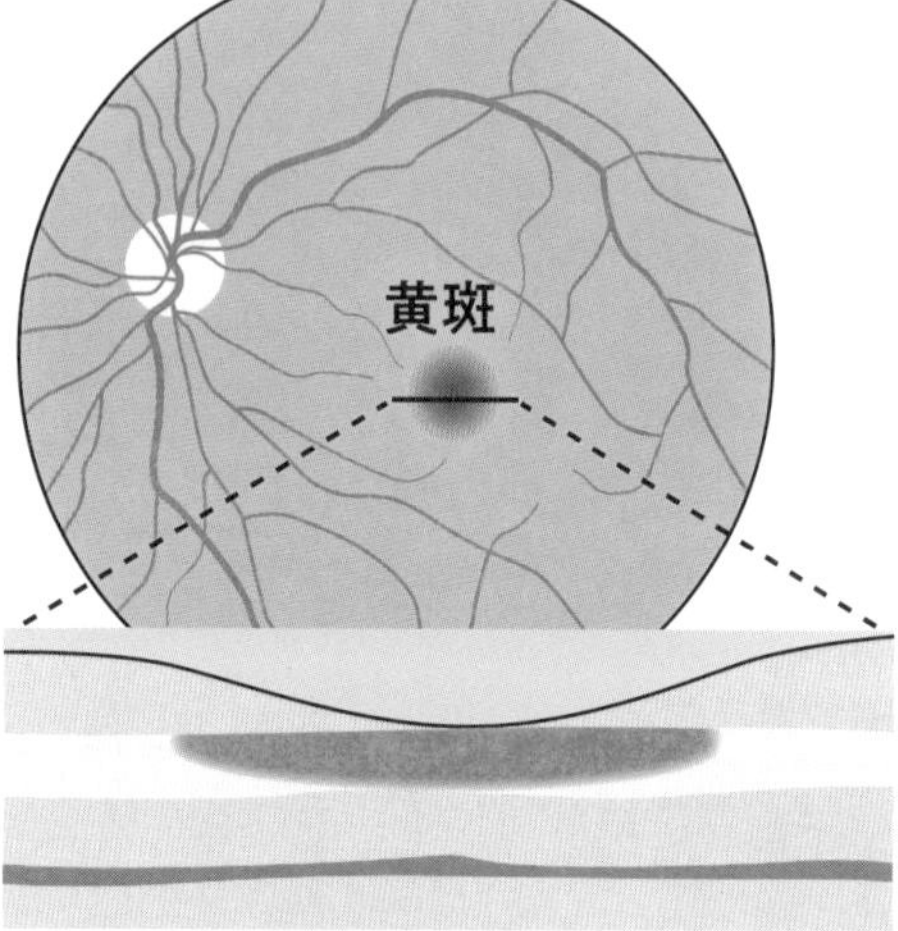

網膜中央の黄斑にある黄斑色素（網膜断面の着色部分）は、3種のカロテノイドを成分とし、有害なブルーライトをカットするフィルター作用と活性酸素を消去する作用をもつ。

分子がバネのように伸び縮みすることを可能にします。

活性酸素は通常の酸素より高いエネルギーを持っていて、それが細胞に有害な作用を及ぼします。カロテノイドはその余分なエネルギーを吸収し、バネを伸び縮みさせることで運動エネルギーから熱エネルギーに変えてくれるのです。熱は周囲の血液などによって冷やされ、消えていきます。

このように、カロテノイドは活性酸素のあり余るエネルギーを無毒化するのです。体内でカロテノイドをつくることができないヒトにとって、それは「植物か

らのとても大切な贈り物」と言えるのではないでしょうか。

酸化ストレスから目を守る強い武器

人の網膜には酸化ストレスから視細胞を守る強力な武器があります。それが「**黄斑色素**」です。その黄色い色素は、**3種類のカロテノイド（ルテイン、ゼアキサンチン、メソゼアキサンチン）**を成分としています（図32）。

この色素は網膜の真ん中にたくさんあり、そこが黄色く見えるので「黄斑」と名付けられました。そして、黄斑色素を構成するカロテノイドは、前述のように活性酸素を解毒する抗酸化物質として働いています。

また、黄斑色素は青色光をよく吸収します。ルテインがもっとも効率的に吸収する光の波長は４６０nmの青色光です。後述する通り、青色光は網膜視細胞を障害します。その危険性を指す「**ブルーライトハザード**」という言葉をご存じの読者も多いでしょう。黄斑色素は、網膜視細胞にとって有害なこのブルーライトをカットする働きをしているのです。最近、テレビや雑誌の広告で「ブルーライトカット眼鏡」というフレーズをよく耳にしますが、実はそのようなものに頼らなくても、**人にはもともとブルーライトをカットする物質が備わっているのです**。

黄斑色素は哺乳類のなかでも霊長類にしかありません。犬や猫は持っていません。それはなぜでしょうか。実は、そこには人類の長い進化の過程がかかわっているのです。

霊長類はそれまでの哺乳類から進化した際に、より高い知能をもつ脳を持ちました。その脳に情報を送るもっとも重要な器官が眼です。そのため、よりよい視力を得るように網膜の構造が進化し、「**中心窩**」という網膜中央の窪みができました（これに関する詳しい解説は拙著『加齢黄斑変性といわれたら』をご参照ください）。

霊長類の視細胞は、中心窩という窪みのおかげで効率よく外界の光を受け取ることができるようになり、「よく見える眼」ができました。しかし、ブルーライトという視細胞に有害な光も多く浴びるようになり、その防御が必要になってきました。そこで、**中心窩にある視細胞（主に錐体細胞）をブルーライトによる酸化ストレスから守るために生まれたのが黄斑色素です**。だから、黄斑色素は中心窩をもつ動物、すなわち霊長類にしか備わっていないのです。

はっきり見える人、見えない人

黄斑色素には、第一に青色光をカットする「**フィルター作用**」、第二に網膜色素上皮細胞や視細胞で発生した活性酸素を無毒化する「**抗酸化作用**」というふたつの働きがあることはご理解いただけたと思いますが、実はもうひとつ、慢性的な炎症を抑える「**抗炎症作用**」があることもわかってきました。黄斑色素は、これらの作用によって視細胞を守っているのです。

さらに、**ＡＭＤを患っている人と健常な人を比べると、ＡＭＤの人のほうが黄斑色素の量が少ない**こともわかってきました。このようなことから、黄斑色素はＡＭＤ予防のために大いに働いていると考えられるようになったのです。

【図33】サルの網膜断面

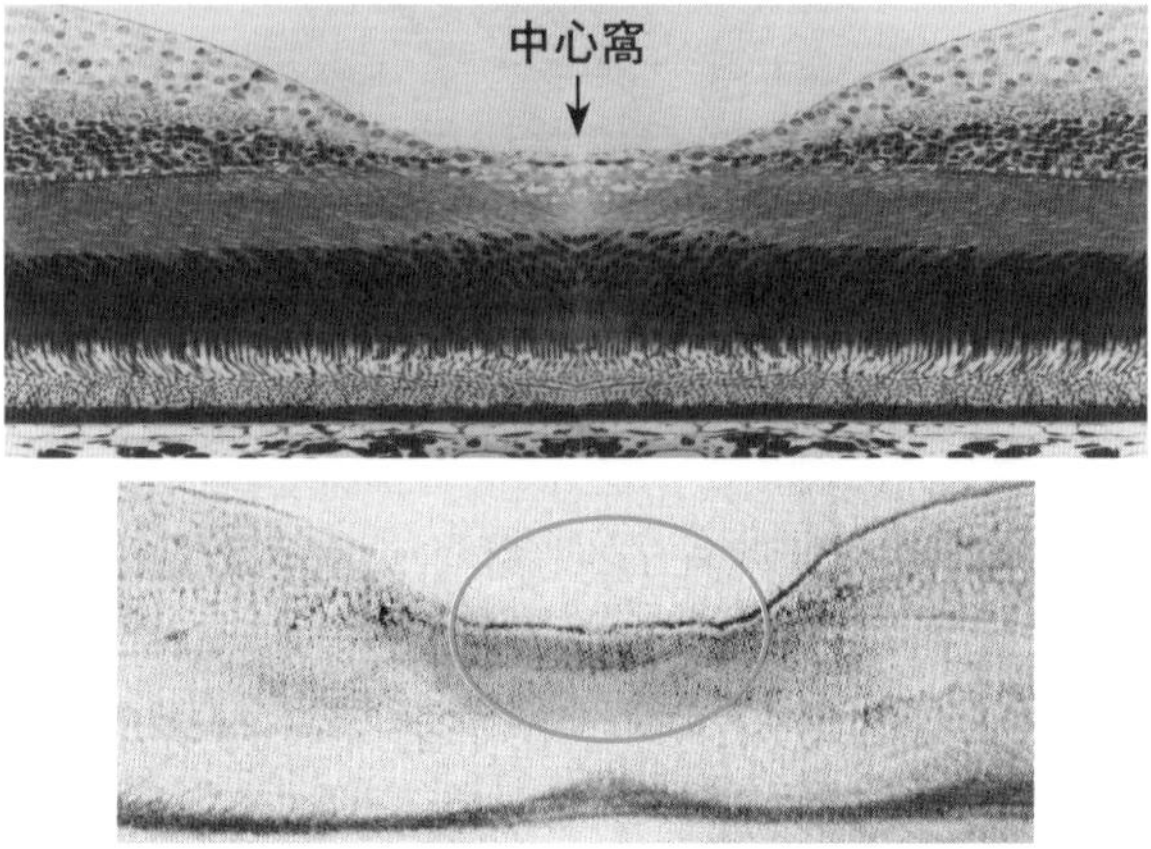

中心窩にある色の薄い場所（○で囲んだ部分=黄斑）から広がっているのが黄斑色素。

また、黄斑色素には網膜の中で発生する「**散乱光**」を吸収する役目もあります。

視覚とは、網膜に当たった光がそのもっとも奥に位置する視細胞の先端にある視色素に吸収されることで生まれます。しかし、光の一部は視細胞の先端に到達する前に、網膜の中で散乱します。なぜなら、網膜は完全な透明体ではなく、半透明だからです。

散乱光は視細胞が物を見るのに邪魔になるばかりか、量が多いと白黒の区別（コントラスト）がつきにくくなります。また「**グレア**」といって、暗いところで光を見たとき、光がギラギラしてまぶしくなる現象も起こります。

黄斑色素はこの散乱光を吸収し、物を見るときのコントラストの向上と、グレアの低減に役立っています。**つまり、黄斑色素が多い人は、物がくっきりはっきり見えるということです**。

黄斑色素トリオ　それぞれの働き方

図33はサルの網膜を取り出してその断面を見たものです。真ん中のへこみが中心窩で、黄斑色素は中心窩付近の比較的表層に多くあるのがわかります。黄斑色素は**網膜に入った光が視細胞に到達する前に青色光をカットしています**。また、この図ではわかりにくいですが、視細胞の先端部分や網膜色素上皮細胞にもルテインが存在し、活性酸素を解毒します。

図34はヒトの黄斑色素の写真です。網膜に特殊な光をあてて黄斑色素を画像化したものです。真ん中の白い部分が黄斑色素で、中央に多く、周辺になるにつれ

【図34】人の黄斑色素写真

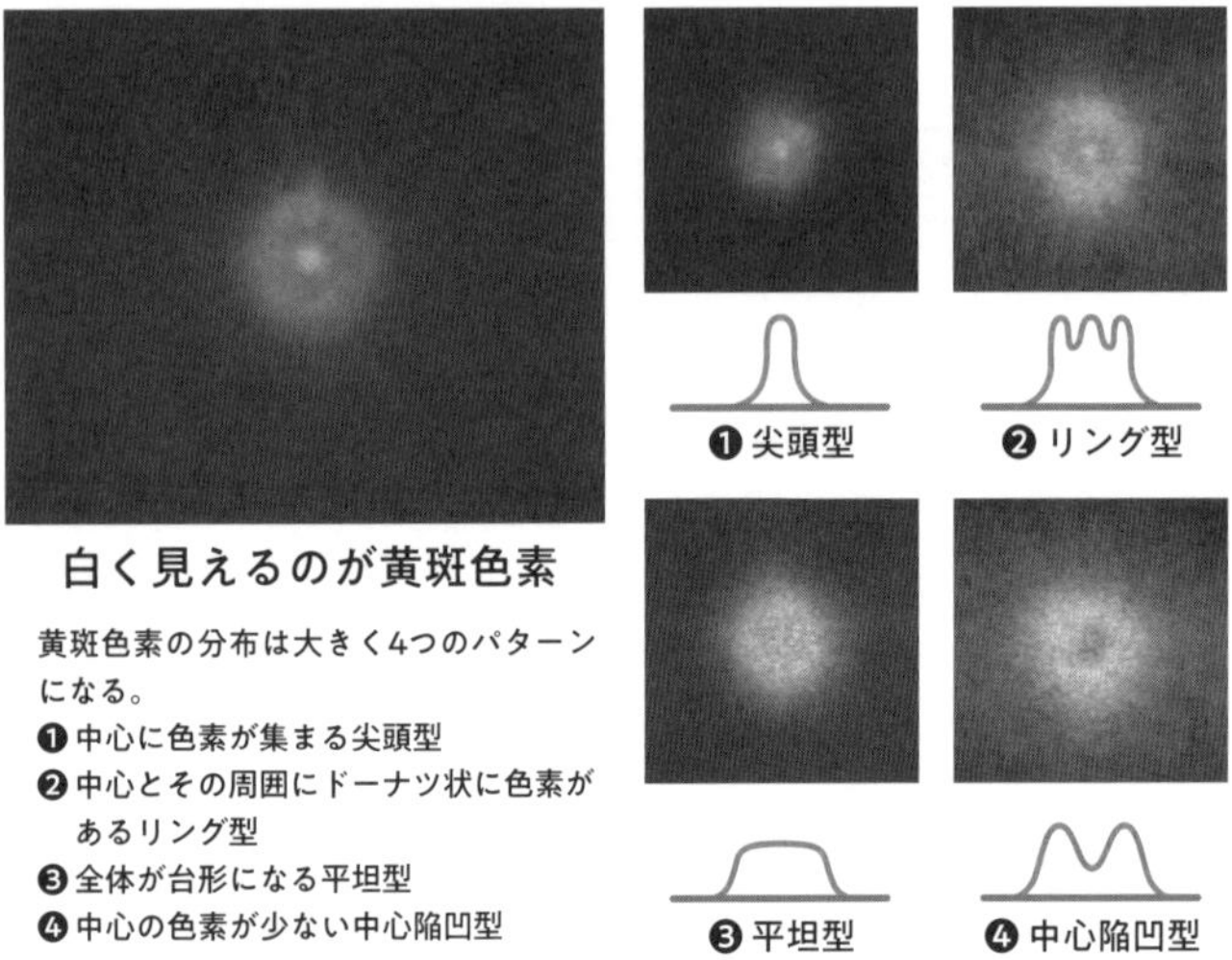

白く見えるのが黄斑色素

黄斑色素の分布は大きく4つのパターンになる。
❶中心に色素が集まる尖頭型
❷中心とその周囲にドーナツ状に色素があるリング型
❸全体が台形になる平坦型
❹中心の色素が少ない中心陥凹型

て少なくなることがわかります。この黄斑色素を画像化できる装置はまだ非常に数が少なく、国内では聖隷浜松病院眼科以外に1、2カ所程度と思われます。

筆者がこの黄斑色素の分布状態を詳しく調べたところ、分布の仕方が4つのパターンに分けられることがわかりました。**図34右はその4パターンを示しています**。欧米人は尖頭型が多いとされますが、日本人、特に女性はリング型が多いようです。

この分布の違いが生じる仕組みとして、網膜の厚さや中心窩陥凹《かんおう》（窪み）

の形状が関係すると筆者は考えており、この分布型によってＡＭＤの発生しやすさに差があるのではないかと推測され、目下研究中です。

このなかで、中心陥凹型は他の３つとは異なり、中心窩のグリア細胞（網膜構造を形作る基礎となる細胞）の障害によると筆者は考えています。当病院眼科の受診患者さんを対象にした研究では、このタイプの方は「黄斑円孔」という、黄斑に穴があく病気と関係があることがわかりました。

さらに最近の研究で、一口に黄斑色素と言っても、網膜の中心からの距離によって成分が異なることがわかりました。中心の直径０・３㎜以内にはゼアキサンチンとメソゼアキサンチンが多く、直径０・８㎜の円より外側にはルテインだけが存在します。両方の円の間にある輪状部分には、この３種類のすべてが存在するものの、ゼアキサンチン、メソゼアキサンチンは外側ほど少なくなります。

このことから、中心窩の視細胞（錐体細胞）に到達する青色光を主にブロックするのは、ゼアキサンチン、メソゼアキサンチンで、周辺部の視細胞（杆体細胞）で活性酸素を無毒化するのはルテインではないかと考えられます。

小腸の壁から入り網膜へと運ばれる

人はカロテノイドを体内でつくれないので、食べ物から摂取しなければなりません。食べた野菜の栄養素は小腸から吸収されます。**ルテイン、ゼアキサンチンには脂溶性といって、油に溶けやすい性質があります**。小腸内では食事で一緒に摂取された油にくるまれた脂肪酸ミセル（分子が集合してできる微粒子）になって、小腸の壁から吸収されて血液の中に入ります。

血中では高比重リポタンパク（ＨＤＬ）に結合して運ばれ、皮下脂肪に蓄えられます。眼では血液中のルテイン、ゼアキサンチンが脈絡膜血管から網膜色素上皮細胞に取り込まれ、そこから視細胞に入り網膜の中に分布します。小腸壁や網膜色素上皮細胞に取りこまれる際に働くレセプタータンパクや網膜の中の結合タンパクの働きもすでに解明されています。

なお、**メソゼアキサンチンは自然の食品にはほとんど存在しません**。黄斑色素のメソゼアキサンチンはルテインを原料として網膜色素上皮細胞内で特定の酵素によってつくられているのです。人はなぜ、そのような手間のかかることをしてまでメソゼアキサンチンを使うのか、その理由はまだはっきりしていませんが、おそらく同物質の光吸収波長がルテインよりも若干長いことから、有害な波長の光をカットするために必要だったのではないかと思われます。

このように、**黄斑色素は経口摂取によってできるので、生後、母乳から食事摂取が進むにつれてその量は増えていきます**。ここで、聖隷浜松病院の未熟児を対象にした臨床研究で判明した興味深い研究結果を紹介します。

子どもの視覚は母親の食事や母乳からつくられる

母親の胎内で、胎児は胎盤から栄養を受けます。ルテインやゼアキサンチンは食事から摂取されて母親の血液に入り、胎盤を介して胎児に移行し、網膜に溜まっていくと考えられています。

【図35】妊娠週数と黄斑色素量の推移

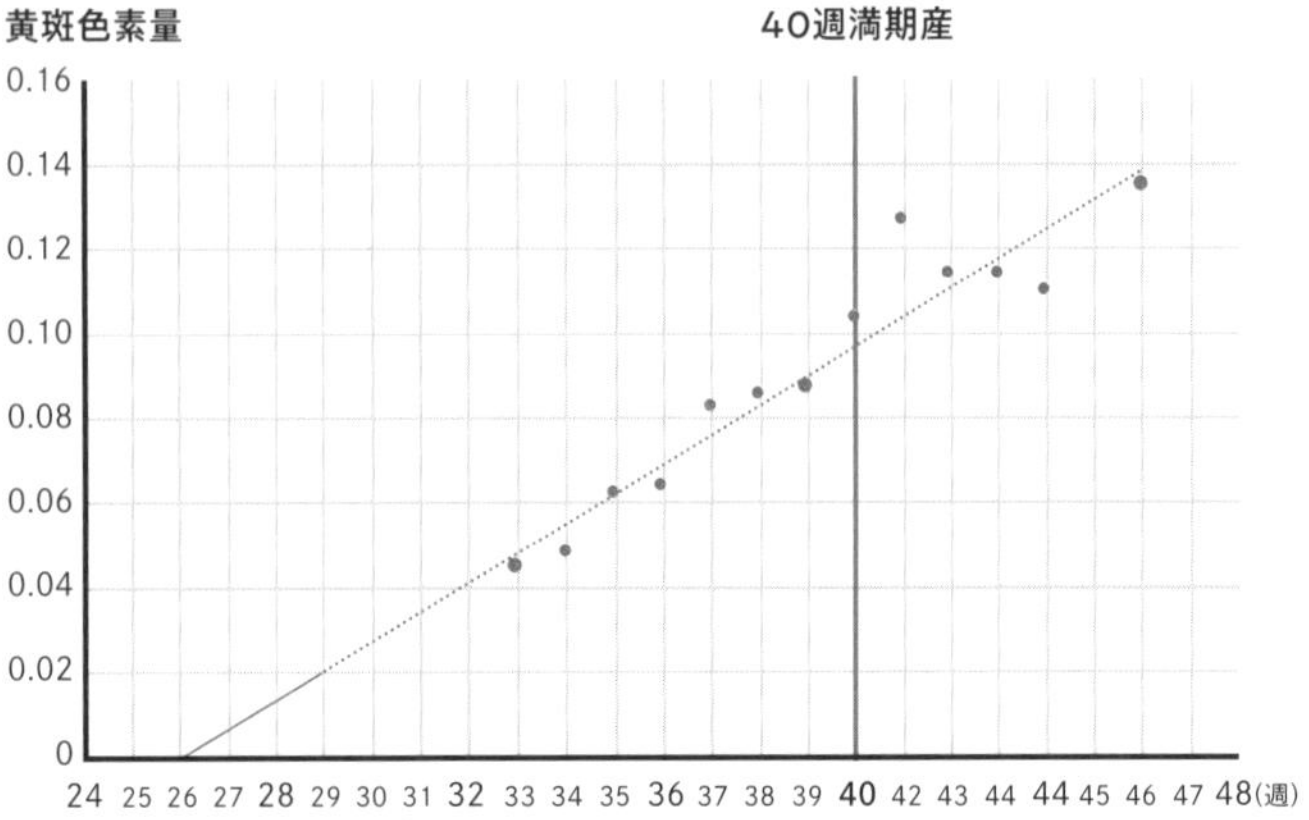

黄斑色素は胎生26週から溜まり始め、生まれるまで徐々に増えていき、生後も増加していく。(Sasano H,VST2018から改変)

胎児の黄斑色素を測定することはできないので、筆者らは予定よりも早く生まれた未熟児の黄斑色素を調べてみました。図35のグラフは妊娠週数を横軸にして、縦軸に黄斑色素の量を示したものです。

これを見ると、**胎生33週から徐々に色素量が増える**のがわかります。満期産である40週の色素量は約0・1です。これは、母乳に含まれるルテイン、ゼアキサンチンが胎盤を通って乳児の網膜に蓄積したものと考えられます。筆者らの共同研究者である米国ユタ大学眼科のバーンスタイン教授らのグループが測定した40週の満期産以後の結果を見ても、40週の色素量は０・１で、両者はぴったり一致しました。彼らの研究では、黄斑色素は生後徐々に増えていくことが示されました。

このことから、赤ちゃんは母親の胎内では胎盤から栄養を受け、生後は母乳から栄養を得ることで、最初はまったく持ち合わせなかった色素を成長とともに徐々に増やしていくことがわかります。ということで、**妊娠中、授乳中の母親は赤ちゃんの眼の成長のためにも、ルテイン、ゼアキサンチンを多く含む食品を摂取することが大事です**。

また、この表からは興味深い事実が見て取れます。それは、黄斑色素の量がゼロから増え始める時点が胎生26週だということです。つまり、それより未熟な胎児にはまだ黄斑色素はないのです。

この胎生26週というのは、まさに人の網膜に中心窩陥凹ができ始める時期です。人の網膜ははじめ平坦で、26週頃から中心にある細胞が周囲に移動することで真ん中に窪みができます。ちょうどこの中心窩が現れて初めて黄斑色素も生まれるわけで、人の発生が実にうまくできていると感心させられます。

黄斑色素は成長とともに増加します。ですから、赤ちゃんの間は母親の栄養摂取がとても重要であり、お食い初めのあとは子ども自身が栄養をしっかり摂取しなければなりません。

なお、「**老化とともに黄斑色素は減少する**」という話を見聞きした方がいらっしゃるかもしれませんが、過去の研究では、加齢につれて色素量が減少するという報告と減少しないという報告、いっぽうで増加するという報告もあります。

筆者らの**共鳴ラマン分光法**（※注1）を用いた研究では、年齢とともに色素量は減少しましたが、**ごく最近の眼底自発蛍光分光法**（※注2）**を用いた研究では年齢とともに増加しました**。したがって、加齢に伴う変化についてはまだ結論が出ていません。実は、生体で黄斑色素を正確に測定するのは難しく、測定方法によって異なる結果になっています。また、食事摂取の影響が大きいため、測定対象者の食習慣も関係するので調査が難しく、今後、さらに検討していきたいと考えています。

※注１　共鳴ラマン分光法……物質にレーザー光を当てると光は物質の表面では跳ね返って散乱します。このとき、大部分の散乱光は照射されたレーザー光と同じ波長（単純に跳ね返っただけ）で、これを「レイリー散乱」といいます。ところが、一部に元の波長とは異なる波長の散乱光が出ることがあります。これを「ラマン散乱」と言います。通常は元の光より波長の長いラマン散乱光が跳ね返ってきます。この特徴的な散乱光から物質を特定し、また、その強さから物質の量を判定します。たとえばカロテノイドでは特徴的な３つの変化した波長が見られ、この散乱光が見つかればそこにカロテノイドがあることが証明され、また散乱光の強さからカロテノイドの量がわかります。ただ、ラマン散乱光はすごく微弱なので検出が難しく、検査は非常に苦労する場合が多いので、「がまん散乱」とも皮肉られます。

※注２　眼底自発蛍光分光法……老廃物リポフスチンは青や緑の光を当てられると赤い蛍光を出します。そこで、眼底に溜まったリポフスチンに光を当てて、蛍光を見る検査法が「眼底自発蛍光法」です。いっぽう、「黄斑色素は青色光を吸収する」とお話ししましたね。そこで、眼底に青と緑の同じ強さの光を照射して出てくる蛍光の強さを比較すると、青は黄斑色素で吸収される分、リポフスチンに到達する光の量が減るので、出てくる蛍光が弱くなります。つまり、同じ強さの緑の光で出る蛍光と青の光で出る蛍光の強さには差が生まれ、この差が大きいほど黄斑色素が多いということになります。このような蛍光の強さの差を利用して黄斑色素を画像化したのが１２８ページの図34です。

目を守るために必要な野菜をしっかり摂る

ルテインはほうれん草、小松菜、ブロッコリーなど緑の葉物野菜に多く含まれます（図36）。ケールはそのまま食べることは少なく、主に青汁の材料に使われます。ゼアキサンチンはパプリカ、トウモロコシ、柿などに多く含まれます。

ルテイン、ゼアキサンチンは脂溶性物質なので、脂肪と一緒に食べたほうが小腸での吸収がよくなるとされています。したがって、小松菜は茹でてポン酢で食べるより、油で炒めたほうが吸収はよくなります。ただし、他の油ものと一緒に食べる場合はおひたしでもOKでしょう。

毎日どれくらいのルテインを摂取すればよいかについて、まず、各国の摂取量を見てみましょう（図37）。報告によって値がかなり違いますが、おおざっぱに言うと2～3㎎というところです。ただ、日本人男性の摂取が少ないこと、さらに20代未婚者の摂取量が極端に少ないことが問題です。

【図36】ルテイン、ゼアキサンチンを含む食品

ルテインを多く含む食品	生	加熱（茹でる）
ケール	39.550	18.246
ほうれん草	12.198	11.308
小松菜	7.590	
パセリ	5.561	
チンゲンサイ	5.460	
大根葉	4.730	
レタス（ロメイン種）	2.312	
レタス（グリーンリーフ）	1.730	
芽キャベツ	1.590	
ブロッコリー	1.403	1.080
卵黄	1.094	

ゼアキサンチンを多く含む食品	生	加熱（茹でる）
パプリカ（オレンジペッパー）	13.157	18.246
柿	0.834	
トウモロコシ	0.644	0.906
温州みかん	0.138	
オレンジ	0.129	
オレンジジュース	0.115	

100g当たりの含有量［単位：mg］

【出処】
米国農務省報告(USDA Release22)
Aizawa K, Food Sci Technol 2007
米国農務省報告(USDA Release22)

実際に食事からどれだけのルテイン、ゼアキサンチンを摂取すればAMDの予防に有効なのかはわかっていません。ただ、米国には1日のルテイン摂取量6㎎を推奨している研究者がおり、また、研究が進められている後述のサプリメントでは、ルテイン10㎎、ゼアキサンチン2㎎が含まれています。

したがって、はっきりした適量は言えませんが、現在の日本人はいま以上に野菜を摂取したほうがよさそうです。筆者としては、スーパーなどで売られている**ほうれん草や小松菜の束の半分にブロッコリーやピーマンなど、他の**

【図37】国別ルテイン摂取量（1日あたり）［単位：mg］

スペイン	3.25
フランス	2.50
イギリス	1.59
アイルランド	1.56
オランダ	2.01

2001 O'Neil ME

アメリカ（ミシシッピ川下流域）	
男	2.93
女	2.61

2007 Talegawkar SA

アイルランド	3.91
メキシコ	2.44

2021 Green Gomez M

日本人　男	1.97
日本人　女	2.62
平均	2.41

2009 Sugiura M

日本人未婚 20歳代中心	0.35

2007 Hosotani K.J.

緑の野菜を少し足すことをお勧めします。

もちろん、ルテインだけ摂ればよいわけではなく、他のカロテノイドやビタミン、ミネラル、鉄や銅などの微量元素、フラボノイド、食物繊維なども必要ですので、実際のところはさまざまな色の野菜、すなわち**緑黄色野菜、淡色野菜を合わせて、1日350gを摂取することが厚生労働省の『健康日本21』で推奨されています**。また、食物繊維を考えると、葉物野菜だけではなく、根菜などもバランスよく摂取しましょう。

緑黄色野菜	ほうれん草　小松菜　トマト にんじん　かぼちゃ　オクラ ブロッコリー　さやいんげん アスパラガス　春菊　にら ピーマン　など
淡色野菜	たまねぎ　キャベツ　レタス 大根　白菜　きのこ カリフラワー　きゅうり セロリ　海藻　など
根菜	いも類　こんにゃく　れんこん しょうが　ごぼう　大根　など

そこで、ちょっと注意していただきたいことがあります。筆者のいる浜松は宇都宮と並び、餃子で有名な街です。市内には餃子の店がたくさんありますし、家庭で餃子をつくる方も非常に多いようです。浜松の人に「野菜を食べていますか？」と尋ねると、「自分は餃子をよく食べるので大丈夫」と言われます。

浜松餃子の中身はほとんどがキャベツで、餃子を皿に円形に並べて真ん中に茹でたもやしを添えるのが特徴です。ということは、実際には淡色野菜のみで、眼によい緑黄色野菜が入っていません。このように、一口に野菜といっても種類が多いので、ご自分の食習慣を振り返ってみてください。

理想は、いろいろな色の野菜を多種類食べることです。種類が偏るのはよくありません。それに、野菜は季節や産地で栄養分の差がかなりあります。第一に心がけるべきは、旬の野菜を摂ることです。

ＡＭＤ患者には黄斑色素が少ない

ルテイン、ゼアキサンチンとＡＭＤの関係は古くから研究されてきました。たとえば、栄養調査をしてＡＭＤとの関係を探る研究はいくつか行われ、そのうち、２００７年に報告された米国での調査では、１日にルテイン、ゼアキサンチンを３・５㎎摂取している人は０・７㎎しか摂取していない人に比べて、滲出型ＡＭＤになっている確率が35％低く、萎縮型が55％低いことがわかりました。

その他にも、ルテイン、ゼアキサンチンをよく摂っている人は滲出型、萎縮型

【図38】健常者とAMD患者　黄斑色素量の比較

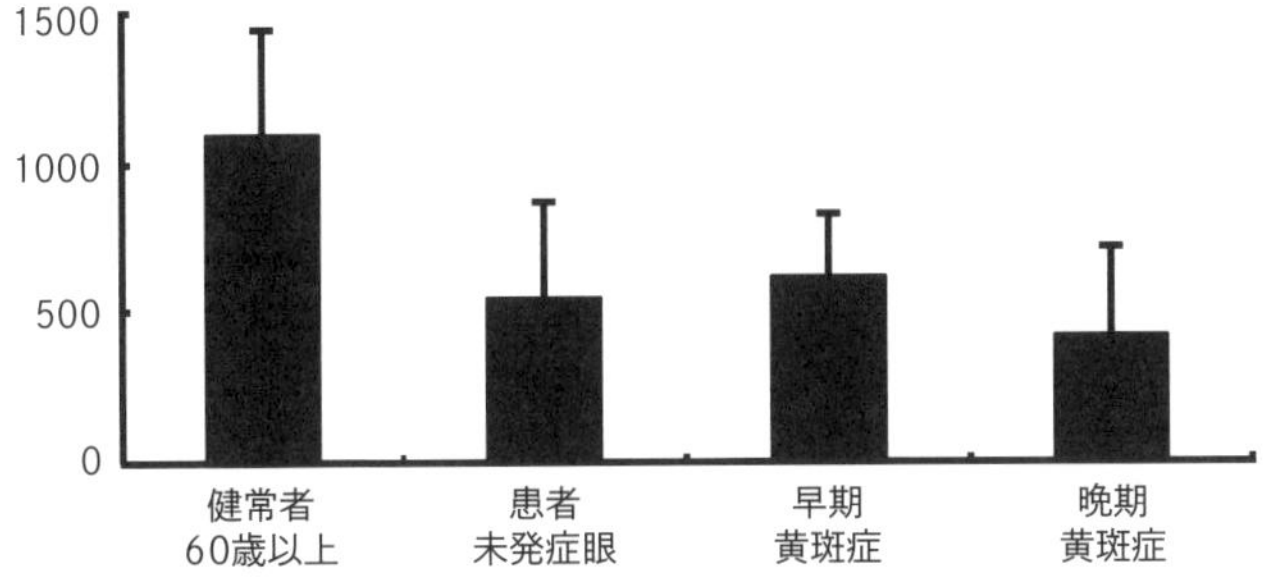

加齢黄斑変性患者は同年代の健常者よりも黄斑色素密度が低い。また、患者の未発症眼の色素密度も健常者より低い。（Obana,A. Ophthalmol,2008から改変）

ともになりにくいことが報告されています。また、血液中の濃度との関係も調べられ、ＡＭＤの人は健常な人よりこのふたつの血中濃度が低く、特にゼアキサンチン濃度との関連が強いとの報告もあります。ただ、これらはほとんどが欧米人を対象とした研究で、日本人で調査したものは残念ながらありません。

海外で行われた人の死後摘出眼球の研究では、ＡＭＤ患者の中心窩から３㎜以内のルテインやゼアキサンチンの量は健常者の63％しかなかったとのことです。共鳴ラマン分光法を用いた私たちの測定でも、**ＡＭＤ患者は同年齢の健常者より黄斑色素量が有意に少なく（図38）**、さらに、片目だけが加齢黄斑変性の方では、反対側の病気が発症していないほうの眼の黄斑色素密度も低値でした。

このことから、黄斑色素量とAMDには関係があると考えられ、黄斑色素の少ない方はAMDを発症しやすい可能性が推測されます。以上から、食品からルテイン、ゼアキサンチンを多く摂取する人は血中濃度が高くなり、その結果、黄斑色素も増えてAMDになりにくいと考えられます。

オメガ3系脂肪酸にも予防効果がある

脂質の中でも、魚に多い**ドコサヘキサエン酸（DHA）**や**エイコサペンタエン酸（EPA）**は「**オメガ3系脂肪酸**」と呼ばれ、古くから目によいと言われてきました。過去の多くの論文内容を解析した研究（メタ解析）では、欧米人の場合、DHA、EPA摂取が多いと**AMDになる率が38％低下**すると報告されています。

DHA、EPAは炎症を抑える力があり、消費者庁が「食品の機能性評価モデル事業」（平成23年度）で調査した結果、心血管疾患のリスク低減と中性脂肪低下作用については総合評価Ａ、すなわち「明確で十分な根拠がある」とされました。したがって、**ＤＨＡ、ＥＰＡが動脈硬化や脂質代謝異常を軽減するなら、ＡＭＤの発症抑制に働く**ことは十分に期待できます。

「日本人は魚をよく食べるので大丈夫」と考える方は多いと思いますが、実は日本人の肉と魚の消費量を見ると、２００６年に大きな変化がありました。同年まではひとり１日当たりの摂取量は魚介類が肉類よりも多かったのですが、それ以降は逆転し、現在は肉類のほうが多いのです。

聖隷浜松病院眼科で行ったＡＭＤ患者対象の食事アンケートでは、魚は１週間に２、３回食べると回答した方がもっとも多く、肉類と同等でした。代表的なオメガ３系脂肪酸としては、他にえごま油や亜麻仁油に含まれる「α‐リノレン酸」があります。**厚生労働省が推奨しているオメガ３系脂肪酸の１日の摂取量は、男性２・２ｇ、女性１・９ｇ**です。

サプリメントを上手に活用してみよう

食事でルテイン、ゼアキサンチンをたくさん摂取している人にAMDが少ないということから、このふたつをたくさん摂取すれば予防に効果的であることははっきりしました。しかし、毎日欠かさず350gの野菜を食べるのは難しい方も多いと思います。野菜がもともと苦手だったり、働き盛りの人は仕事で外食が多く野菜不足になりがちだったりします。

また、最近は子どもが巣立った後にパートナーに先立たれ、ひとり暮らしになる高齢者が増えています。ひとり分の食事を毎日きっちりつくるのは結構大変です。野菜を買っても余った分が傷んだり、3食ともひとりだと食欲も低下し、ついついお弁当を買ったりレトルト食品で済ませたり、また、知らないうちに自分の好きなものに偏ります。そこで、そんな食事の不備を補う手段がサプリメントです。

ＡＭＤの予防に関するサプリメントの効果は、科学的にかなり立証されていま す。しかし、**科学的根拠（エビデンス）が得られているのは、いまのところ、ＡＭＤの前段階（前駆病変がある）の方と萎縮型ＡＭＤの方に対してだけ**、ということを覚えておいてください。眼底にまだ異常のない方やごく軽い加齢変化がみられる方がサプリメントを使用するメリットは、まだ証明されていません。

ただし、これは健常な高齢者を対象とした研究がなされていないからであって、効果があるともないともわかっていないということです。また、**すでに発症している滲出型ＡＭＤが治るという証明はありません**。ただし、最近は滲出型ＡＭＤでもサプリメントの摂取により、ある程度の視力改善やコントラスト感度の改善が報告されています。

加えて、前述の抗ＶＥＧＦ治療やＰＤＴにサプリメントを組み合わせて治療効果を見る研究もされています。したがって、まだ科学的根拠は不十分ですが、理屈を考えると、ルテイン、ゼアキサンチンのサプリメントはＡＭＤ前段階と萎縮型ＡＭＤ以外に、滲出型ＡＭＤの方にも意義があると筆者は考えています。

まったく健康な人も将来を心配してサプリメントを摂取するべきかどうか――

それも気になるところですね。基本的には、「食事からの摂取」が重要だと筆者は考えます。ただし、前述のような仕事や生活状況から十分な野菜摂取ができない場合は、野菜不足を感じたときにうまくサプリメントを使用すればよいでしょう。たとえば、毎日欠かさず飲まなくても、「野菜不足の日だけ摂取する」などです。

完全ではないがサプリは重要な予防策

「ＡＲＥＤＳ（Age-Related Eye Disease Study／加齢性眼疾患研究）」という、米国政府が莫大な研究資金を提供して行われたＡＭＤの前段階の患者を対象とした大規模臨床試験の結果が２００1年に報告されました。このときの試験では、55～80歳の主に白人５０００人弱を対照に、ビタミンE、ビタミンC、βカロテン、亜鉛、銅を含むサプリメントを5年間飲んでもらい、ＡＭＤの前段階の眼がどれくらいＡＭＤになるのか調べられました。

【図39】有効性が証明されたサプリメントの内容

- ビタミンC：500mg
- ビタミンE：360mg
- ルテイン：10mg
- ゼアキサンチン：2mg
- 亜鉛：65mg（亜鉛酵母）
- 銅：2mg

米国AREDS2試験で推奨されたサプリメントの含有量。ただし、日本人には過剰な成分もあるので、これを基に調整した国内販売の製品をお勧めする。

その結果、サプリメントを飲んだ群は飲まなかった群よりAMDになる確率が22％低かったのです。「たったの22％？１００％じゃないのか」と思われる方も多いと思いますが、AMDはそもそも多因子疾患であり、いろいろな原因が重なって起こる病気です。なので、サプリメントだけで完全に予防することはとうてい無理な話で、22％でも立派な効果と言えるのです。

この試験が始まった１９９０年代には、まだ世の中にルテイン、ゼアキサンチンのサプリメントはなかったのでβカロテンが使われましたが、眼の中にあるのはルテイン、ゼアキサンチンであることと、他の研究でこれらの重要性がはっきりしたことから、「AREDS2」という新しい試験が2006年に始まり、現在も行われています。その結果、βカロテンよりもルテイン、ゼアキサンチンの入ったサプリメントのほうがより効果があることがわかり、現在は図39の組み合わせが推奨されています。

実は、AREDS2試験ではDHA、EPAの効果も検討されましたが、残念ながら有用性は証明できませんでした。その理由として、対象者が元来よい食習慣であったことと、すでに病変が進行した方が多かったためと考えられています。DHA、EPAについては前述のとおり、他の研究で有用性が認められています。ただし、サプリメントを飲んだからといって、必ず発症を抑えられるわけではありません。AMDは前述のように、遺伝的な素因も含めた多くの要因が重なって発症する多因子疾患ですので、サプリメントだけでは完全に抑えることはできないのです。

年齢、性別、遺伝要因は自分ではどうしようもないことですが、それでも自分でできることのひとつとして、食事内容の改善、サプリメントの摂取は重要な予

防策だと思います。

近年、「統合医療」という概念が広がりつつあります。厚労省のホームページからその定義を拾いますと、「近代西洋医学を前提として、これに補完療法や伝統医学などを組み合わせてＱＯＬを向上させる医療であり、医師主導で行うものであって、場合により多職種が協働して行うもの」とのことです。

その考え方をＡＭＤに照らすならば、抗ＶＥＧＦ治療やＰＤＴなどの医学的アプローチに加えて、食事管理やサプリメント、その他、次章で紹介するＡＭＤ予防のための方法を組み合わせることが肝要ということになります。

第5章

「一生見える目」をつくる方法

ＡＭＤを発症する原因を知っておくこと

人は病気になると、「なぜ自分が？」と困惑して落ち込み、やがて「自分がしてきたカラダに悪いことなんて、なにも思い当たらないのに……」と恨めしくなり、腹を立てます。著者は四十年弱、眼の病人を診てきて、また、自分自身や周囲の人たちの病気を見てきて思い至ったことがひとつあります。それは、**「なにも思い当たらない」と言い切るのは間違いだ**ということです。

結果には必ず原因があります。火のないところに煙は立ちません。「思い当たること」が、実は非常に些細《ささい》なことだったり、過去のことだったりするので気がつかない、あるいは意識していないだけではないかと思います。

病気とは、もともと各自が持つ遺伝的な素因（体質やカラダつきなど「個性」とも言うべきもの）に、ごく軽微な要因が複数重なり、その合計量が限度を超えたときに起こります。ですから、その要因をひとつでも減らせば病気になる可能性が下がり、病気を先送りでき、程度をやわらげることができます。

何度も述べましたが、ＡＭＤは多因子疾患といって複数の要因が重なって発症する病気です。なかでも網膜に変化をもたらす老化が最大の要因ですが、タバコ、光暴露、食生活、高血圧や動脈硬化なども網膜の老化を助長する因子です。

もちろん、ＡＭＤが悪化しやすい遺伝素因もあります。ただし、遺伝子変異を持つと必ず発症する遺伝病とは異なり、ＡＭＤはたとえ遺伝素因を持っていても、それだけでは発症しません。ということは、遺伝素因を持っていても発症を抑えられる可能性があるということです。

特に注目すべき点は、日本人は男性にＡＭＤが多く、また、年齢が高くなるほどＡＭＤの方が増えるということです。性別や年齢は自分で変えようがありません。しかし、それ以外の、タバコ、光暴露、食生活、血圧管理、動脈硬化の抑制などは自分で努力すれば対応可能なことばかりです。たとえ**遺伝子素因があっても、老化が進んでも、自助努力でＡＭＤが発症する可能性を抑えられる**のですから、日頃から健康管理を心がけて、頑張りましょう。

それでは、現在までに得られている医学的知見と筆者の経験をもとに、いまできるAMDの予防およびすでにAMDに罹ってしまった方には病気の悪化を抑えるのに有効と考えられる方法を解説します。

まず片目を閉じて見てみよう

AMDに限らず、すべての病気に言えることですが、**早期発見、早期治療は医療の大原則です**。人は両目で物を見ていると、案外片方の目が悪くなっていても気がつきません。もっともありがちなのが、運転免許の更新に行って初めて片目が悪いのに気づいたというパターンです。眼科を受診したときにはすでに手遅れという場合も多いです。

高齢者の生活は、特別な趣味がある方を除いて、日常的に細かい物を見る機会は意外と少なく、家事とテレビを見ているだけなら、片目でもほとんど支障はありません。そこで、**まず片目を手でふさぎ、もう片方の目で物を見てみてくださ**

い。できれば、巻末ページにあるような**縦横格子状の線の物を見る**のがよいです。原稿用紙や便箋、障子の桟でも大丈夫です。

線に歪みや途切れはありませんか？　真ん中に薄暗い影はないですか？　左右の目で見え方に違いはないですか？　一度、試してください。なお、左右で若干色が違って見えることがありますが、通常は問題ありません。誰でも厳密に言えば左右の目で若干色合いが違います。

すでにAMDと診断されている方、特に抗VEGF治療を受けている方は2、3日ごとにこの「片目チェック」をして、前回と症状に変化がないかを調べてください。歪みが悪化した、真ん中の影が濃くなった、ぼやけがひどくなったと感じたら、すぐに主治医の診察を受けましょう。再発している可能性があります。

また、患者さんがよく訴える症状に、「早朝にトイレに立つとき、光がぐるぐる回って見える」というものがあります。なぜ、そんな症状が出るのかはわかりませんが、網膜に滲出液が溜まるとこの現象が起きるようです。これも再発の兆候と考えましょう。

スマホやパソコンの明るさを調節しよう

光が網膜に酸化ストレスを与え、活性酸素が網膜視細胞を障害することは、本書でこれまで折に触れ解説してきました。なかでも、波長の短い青色光は赤い光より網膜に対する障害作用が強く、青色光による網膜障害は「**ブルーライトハザード**」と呼ばれています。したがって、網膜が受ける光を減らせば酸化ストレスが減少し、その老化を抑制できます。

このように書くと、「光は目に毒だから、テレビは観ない、パソコンも使わない、屋外にも行かない」と言う極端な方がいます。また、そこまではいかなくても、目の心配をしながらテレビを観ている方はたくさんいらっしゃるのではないでしょうか。しかし、「どれくらいの明るさのものを1日何時間見たら目に悪いのか」というような科学的データは、実はありません。

また、各メディアでさかんにブルーライトカット眼鏡が宣伝されていますが、実は具体的な効果はまだわかっていません。「眼精疲労の抑制にも効果的」と言われていますが、米国で行われた医学研究では、有効性は証明されませんでした。

しかし、ブルーライトが網膜障害を起こすことは動物実験で確認され、理論的にも間違いないと思われますので、可能な限りその侵入を阻止することは、ＡＭＤを予防するうえで必要な行動だと言えます。

では、実際の生活でどの程度光を抑えればよいのでしょうか。

①ＡＭＤを発症していない健康な中高年の方へ

神経質になる必要はまったくありません。室内照明、テレビ、パソコン、スマホは問題ありません。ただ、照明器具を直接見るのはよくありません。ちなみに、太陽を直接見てはいけないのは常識ですね。日食を見るときには、専用の日食眼鏡を使うようにニュースでも伝えられていると思います。晴天の日中の太陽は、１秒間直視しただけでも危険です。ガリレオ・ガリレイも自作の望遠鏡で太陽を見て、片目に傷害を受けたと言われています。

この逸話を現代に置き換えたときに言えるのは、「**パソコン、スマホの画面は、自分が見やすいと感じる最低の輝度（明るさ）に下げるべきだ**」ということです。画面を長時間見ていると、なぜ眼の疲れを感じるのか。それは、輝度が明るすぎるからです。ただし、明るさの自覚程度は白内障の進行具合や黄斑色素の量などによって個人差があるので、自分に合わせた明るさに調節しましょう。

それから、**暗い部屋で明るいディスプレイを見ることはやめてください**。部屋が暗いと瞳孔（ひとみ）が大きく開き、網膜に透過する光の量が増加します。まぶしさも感じやすくなります。また、明るい画面と暗い部屋の間で瞳孔が小さくなったり大きくなったりするので、眼の中の筋肉が疲れてしまいます。部屋の明かりは通常の明るさに保ちましょう。

視聴時間の制限は考えなくてよいと思います。何時間見てもかまいません。ただし、見続けるのではなく、時々、画面から眼を離して休みましょう。一般的には「**1時間見たら10分間は遠くの物を見ること**」とされています。

これは、近距離に焦点を合わせるために緊張状態が続いている眼の調節筋をリラックスさせて、近視を抑制し、眼精疲労を軽減させるのが目的であり、網膜の光障害に対して言われていることではありません。

もちろん、光障害に関してもこれを守ることができればベストですが、仕事でパソコンを使っている方やスマホでゲームに夢中になっている方はなかなか守れません。かく言う筆者も、いまこの原稿を書きながら、もう3時間、パソコン画面を見続けています。そろそろ、視野の周辺がボヤっとして、目力がなくなってきた感じです。「ここで、しばし休憩」と、画面から目を離したものの、今度はテレビに映る大谷（翔平）選手の活躍を観てしまいました。まさに、これが現代人の宿命です。

パソコンをやめてもテレビに目がいく、テレビを観ながらスマホを操作してしまう、窓に目をやっても、筆者の部屋では隣のビルの壁が見えるだけ——実に難しい問題です。

「視聴時間は無制限でよい」と言いましたが、**ひとつ重要なのは、画面を見る時**

間帯をカラダの活動時間内に限るのがポイントだということ。後ほどサーカディアンリズムの話をしますが、就寝前や夜中には見るのをやめて、夜は眼を十分に休めてください。その習慣があなたの眼を守ることになるからです。

②AMDの前段階（前駆病変）の方へ

室内照明、テレビ、パソコン、スマホは問題ありません。ただし、①でも記載したように、不必要にディスプレイを明るくしないで、見やすい範囲で輝度を下げてください。時間の制約は不要ですが、1、2時間見たら必ず10分程度は眼を休めましょう。その間は、静かに目を閉じるか、家の中の用事をしましょう。また、夏の日中、明るい屋外に出るときは**帽子や日傘で目の周りが影になるようにしましょう**。アスファルトや白い砂の上を歩くときは、地面からの照り返しも強いので、できれば**遮光眼鏡**をかけるのが望ましいです。遮光眼鏡は通常のサングラスとは違うもので、これについては後述します。

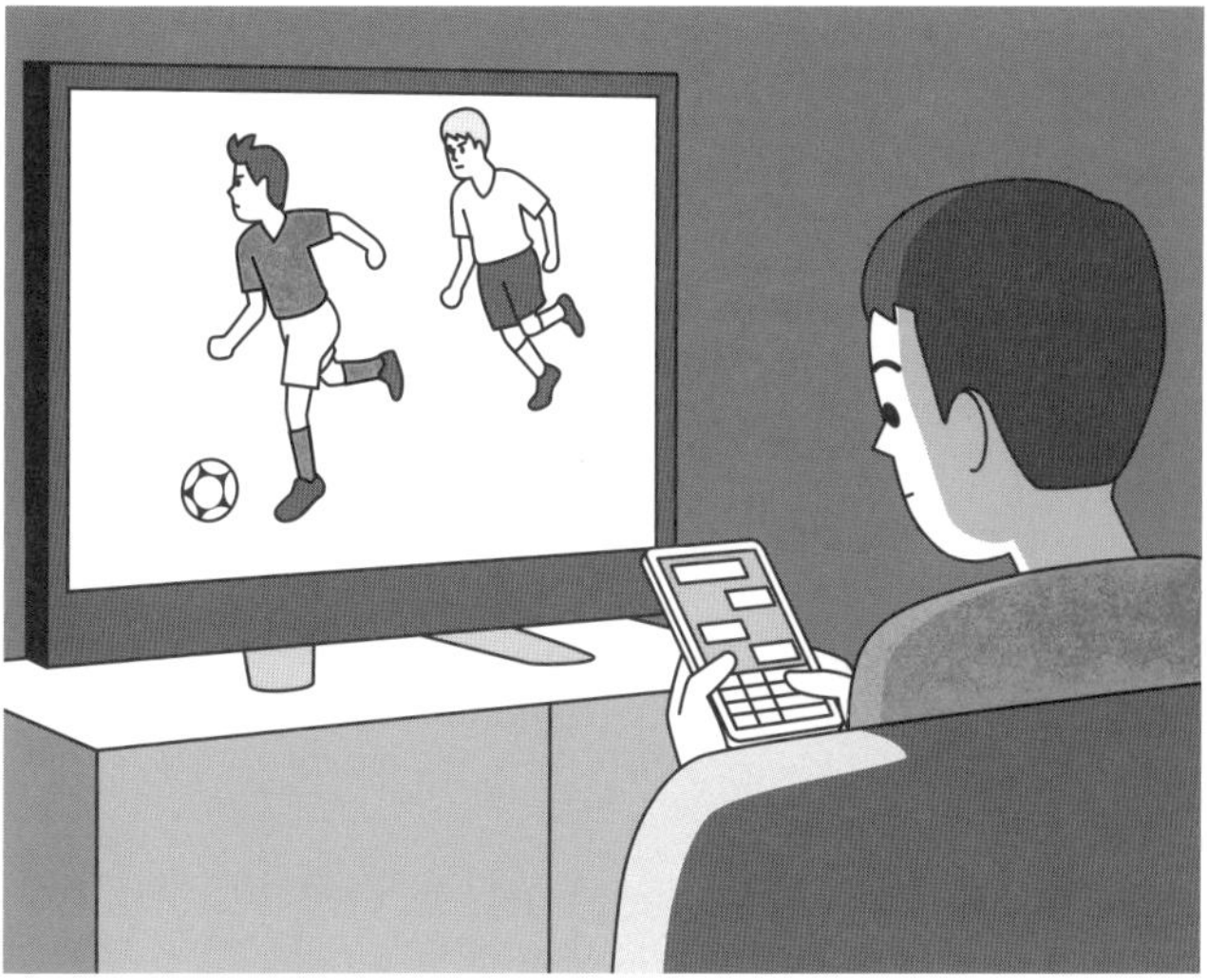

③滲出型、萎縮型ＡＭＤ患者で現在治療中の方へ

室内照明、テレビ、パソコン、スマホは問題ありません。ただし、不必要にディスプレイを明るくしないで、見やすい範囲で輝度を下げてください。1、2時間見たら必ず10分程度は眼を休めましょう。明るい屋外に出るときは帽子や日傘で目の周りが影になるようにし、アスファルトや白い砂の上を歩くときは地面からの照り返しも強いので遮光眼鏡を上手に使いましょう。

②と違う点は、これらの注意事項をよりきっちりと守ることです。

体内時計の針に合わせて生活しよう

人には体内時計があって、**「朝に目覚めて夜に寝る」というサーカディアンリズム（概日リズム）**を保っています。この体内時計には眼が重要な働きをしていることが、21世紀になってわかってきました。

２００２年、哺乳類の網膜には杆体・錐体以外の第３の光受容体である「内因性光感受性網膜神経節細胞」が存在することが報告されました。ヒトの場合、網膜神経節細胞の約０・２％がこの役目を果たす細胞と言われています。この細胞はメラノプシンという物質を含むことから、「メラノプシン含有網膜神経節細胞」とも呼ばれます。

同細胞に物を見る働きはありませんが、ブルーライトがメラノプシンに吸収されると、ここから視交叉上核《しこうさじょうかく》、松果体《しょうかたい》へと電気信号が流れ、松果体から**メラトニン**が分泌されます。メラトニンは「**睡眠ホルモン**」とも呼ばれ、分泌されると

【図40】**サーカディアンリズム（概日リズム）**

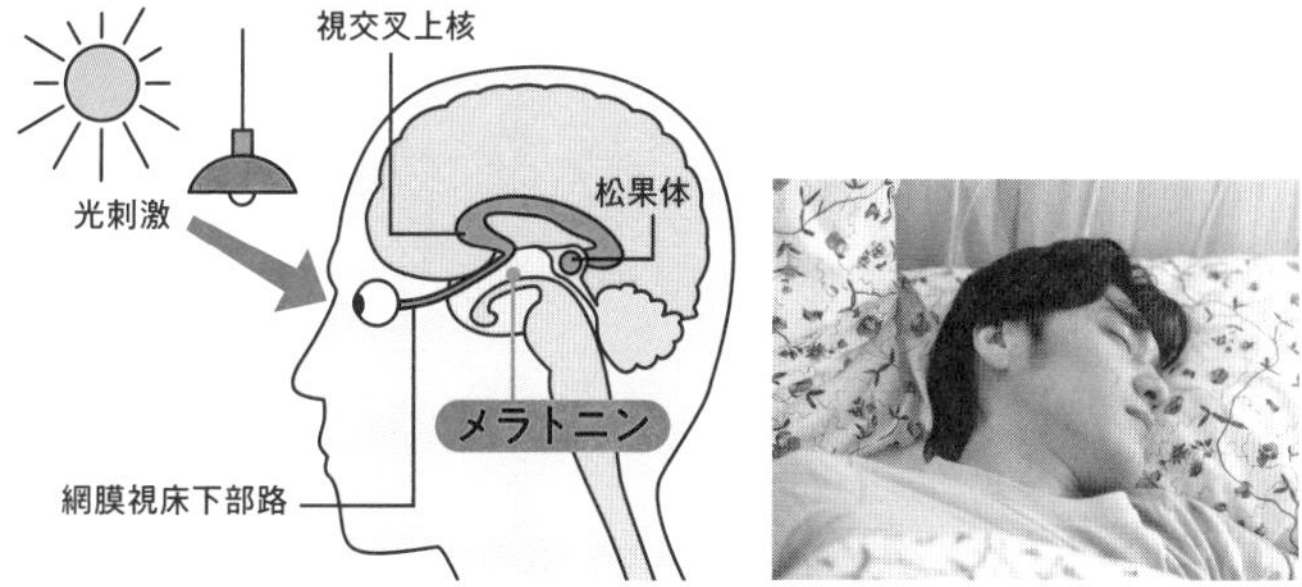

光（特に青色光）を受けるとメラノプシン含有網膜神経節細胞が働いて、刺激が松果体に伝わる。そして、約14時間後の暗所でメラトニンが分泌される。メラトニンが分泌されると眠たくなる。

眠気を感じ、入眠状態となります（図40）。

ここで重要なのは、メラノプシン含有網膜神経節細胞がブルーライトを受けると、すぐにメラトニンが分泌されるのではなく、光を受けてからおよそ14時間後に分泌されるということです。つまり、**朝にブルーライトを浴びれば、夜寝る前頃にうまくメラトニンが分泌される**というわけです。また、ブルーライトを浴びた直後は、かえってメラトニン分泌が抑制されることがわかっています。したがって、就寝前にメラトニン分泌を上げるには、ブルーライトを午前中に浴び、夜寝る前には浴びないようにすればよいのです。

高齢になると睡眠障害に悩まされる方が多

くなります。寝つきが悪い、夜中に何度もトイレに起きる、早朝に目が覚めたあと眠れない、などです。だからこそ、少しでもサーカディアンリズムを保つために光に注目してください。

気持ちのいい朝、**目が覚めたら窓を開けて換気とともに外の光を入れましょう**。できれば屋外に出て太陽光を浴びます。メラトニン分泌を促すには、**午前中に1000ルクスの光を72分以上浴びる**必要があると言われます。晴れた日の朝10時の屋外は6万5000ルクス、くもりでも2万5000ルクスですので、屋外に出たら数分でも効果があります。庭仕事、散歩、体操などを最低1時間程度するとよいでしょう。

ちなみに、室内の明るさですが、一般的なオフィスは約500ルクス、デパートは700ルクスですので、やはり家の中だけにこもるのはよくありません。パチンコ店は1000ルクスだそうですので、行くなら「午前中に72分間」がお勧め（?）かもしれません。

室内照明はＴＰＯで工夫しよう

サーカディアンリズムを考慮した室内照明を考えましょう。夕食後の室内は昼光色が望ましいです。白色蛍光灯や特に白色ＬＥＤランプは短波長の青色光成分を強く含みますので、眠気がなくなり夜には不向きです。ただし、子供の勉強部屋には白色がよいかもしれません。最近の勉強用卓上ライトは白色が多いですが、思えば、筆者の高校時代は電球色で調光できるものが流行りました。夜、勉強中に眠気と戦い、成績がいまひとつ伸び悩んだのはそのせいだったかも。あのとき、白色ＬＥＤで勉強していたらいま頃はもっと……（涙）。

寝室の照明は調光機能付きの昼光色にしましょう。最近は色を変えられるＬＥＤ照明器具もあります。寝る前は明るさを抑えます。青い目の欧米人は日本人よりまぶしさに弱いので、寝室は間接照明が多いようです。

また、**ベッドの中ではスマホをついつい見てしまいますが、厳禁です**。メラト

光とうまく付き合うための10カ条

① 朝、起きたらカーテンを開け、外の光を室内に入れる
② 午前中は屋外で太陽の光を浴びて、メラトニンの分泌を促す
③ 晴れた日中の外出時は、帽子や日傘を使う
④ AMDと診断されたら「遮光眼鏡」をかけて眼を守る
⑤ テレビ、パソコン、スマホ画面は必要以上に明るくしない
⑥ 1~2時間に1回、画面から目を離して休む
⑦ 寝室は自然色照明にする
⑧ 寝る前はパソコンやスマホなどの画面を見ない
⑨ 就寝中の天井照明を消す
⑩ 夜中には転倒防止のために足元灯をつける

ニン分泌が止まって寝つきが悪くなります。また、瞼を閉じていても光は眼内に入りますので、寝室は真っ暗にするのが望ましいです。夜、トイレに起きる方は足元灯にしましょう。視覚障害以外の高齢者の敵は、転倒・骨折ですので、ある程度の明るさは必要ですが、トイレのときに室内照明を明々とつけると、眠気を失うので注意しましょう。

食べて予防するための最適アドバイス

●見える目をつくるために野菜を摂る

眼を酸化ストレスから守っている黄斑色素の成分は、**ルテイン**と**ゼアキサンチン**、**メソゼアキサンチン**です。ルテインは緑の葉物野菜に、ゼアキサンチンは黄色・橙色の野菜や果物に多く含まれ、これらを多く摂取している人は黄斑色素が多いことがわかっていて、光に対する防御能力が高く、ＡＭＤになりにくいと考えられます。なお、メソゼアキサンチンは食品中には含まれず、眼の中でルテインから産生されます。それぞれの成分を多く含む食品については、１３７ページの**表36**を参照してください。

実際に毎日欠かさず十分な量を摂取するのは難しいです。コツとしては、量にこだわるよりも、**できるだけ多くの種類の野菜を組み合わせて摂取すること**、３

食のなかで野菜ゼロの食事を避けること。たとえば、朝はパンと牛乳、昼はコンビニ弁当、夜は居酒屋のから揚げで乾杯というとき、昼に野菜サラダや野菜ジュースをプラスする、居酒屋でも海鮮サラダを頼む、などです。

●オメガ3系脂肪酸は魚からの恵み

魚にはオメガ3系脂肪酸である**ドコサヘキサエン酸（DHA）**や**エイコサペンタエン酸（EPA）**が多く含まれています。過去の多くの論文内容を解析した研究（メタ解析）でも、DHA・EPA摂取が多いとAMDになる率が低下することがわかっています。たとえば、米国人で1週間に1食でも魚を食べる人は、まったく食べない人に比べてAMDのリスクが42％下がるとされています。

このように、魚の摂取量が多い人にはAMDの割合が少ないことが明らかにされ、DHA、EPAがAMD予防に効果があるという証拠が得られつつあります。日本人が欧米人よりAMDになりにくい理由は、魚料理の多い和食の伝統によるところが大きいと思います。

日本人は、欧米人に比べて萎縮型ＡＭＤが非常に少ないのが特徴です。その理由ははっきりしていませんが、筆者は和食が萎縮型ＡＭＤの抑制に関係していると考えています。ただし、和食と一口にいってもいろいろですし、日本人の食習慣も様変わりして、最近では魚の割合が減っています。栄養バランスがよく脂質の少ない和食とは、１９８０年（昭和55年）頃のものを指すそうです。40年ほど前に何を食べていたかを思い出してみるのもよいでしょう。

ただし、和食で気をつけなければならないのが塩分です。特に魚関連では、干物、塩辛、練り製品など、どうしても塩味の強いものが多いです。和食は洋食より低カロリー、低脂質なのですが、そこが弱点です。

また、ＤＨＡ、ＥＰＡは炎症を鎮めるとともに、心血管系疾患を減らす効果（心筋梗塞などの予防）や、中性脂肪を下げる効果もあります。動脈硬化、高血圧、脂質代謝異常などＡＭＤの危険因子を避けられる点からも「魚はよい」ということです。ただし、血圧上昇と動脈硬化を促す塩分には、くれぐれも気をつけてください。

また、同じくオメガ3系脂肪酸である**α-リノレン酸**を多く含む**えごま油**や**亜麻仁油**は、最近、テレビでもよくその効能が伝えられています。ただし、これらの製品はオメガ3系脂肪酸を含む割合が高いだけで、それ以外の脂肪も含みます。したがって、「カラダによいから」といって大量に摂ると、オメガ3系脂肪酸以外の余分な脂肪も摂取することになるので注意しましょう。

●適度な脂肪酸がAMDを防ぐ決め手

前述の通り、**ルテイン、ゼアキサンチンは脂溶性なので、油と一緒に食べたほうが腸での吸収がよくなります**。というわけで、サラダでブロッコリーを食べるときは、ノンオイルドレッシングより油を含むドレッシングがよいのですが、通常のドレッシングはオメガ6系のリノール酸を多く含むので、筆者はノンオイルドレッシングと亜麻仁油かえごま油をかけるようにしています。

ただし、オメガ6系脂肪酸もまた、3系と同じく体内では産生できない必須脂肪酸であり、健康維持に必要な成分です。したがって、極端にオメガ6系を摂ら

【図41】魚に含まれるDHAとEPAの総量

［単位：g］

可食部100g当たりのDHA、EPA総量	
まぐろ（生）	4.6
イクラ（生）	3.6
ぶり（焼）	2.9
まさば（焼）	2.4
さんま（焼）	2.3
うなぎ蒲焼	2.1
ホッケ開き	2.0
塩さけ（焼）	2.0
まいわし（焼）	1.8
まだい（焼）	1.7
秋かつお（生）	1.4
あじ（焼）	1.3
まだい（生）	1.3
サーモン（生）	0.9
春かつお（生）	0.2
まぐろ赤身（生）	0.1
さつまあげ	0.1

文部科学省「日本食品標準成分表」2020年から抜粋

ないのはよくありません。免疫力低下や心血管系疾患を招く可能性が高まるからです。ちなみに、大豆油やコーン油に含まれるリノール酸や肉、卵のアラキドン酸、γ-リノレン酸の３つは、いずれも６系です。

とは言うものの、現在の日本の食生活ではオメガ６系がどうしても多くなりがちです。脂肪は偏らずにいろいろな種類を摂取することが基本ですので、**魚やえごま油、亜麻仁油などの割合を意識的に増やす**ように心がけたいものです。

厚生労働省が推奨している1日のオメガ3系脂肪酸摂取量は、男性が2・2g、女性は1・9gです。図41は魚に含まれるDHA・EPAの量を示しています。ウナギやトロのほか、いわゆる青魚（ブリ、サバ、サンマ、イワシ、アジ）やタイは一人前で十分ですが、それ以外は一人前ではやや不足です。ただ、食事で摂取する他の脂肪にもオメガ3系脂肪酸は含まれていますので、一般的には魚料理を一食摂り、他の2食もバランスを考えれば、1日の量は達成できると思います。えごま油や亜麻仁油ドレッシングもうまく組み合わせましょう。魚肉ソーセージやさつま揚げもDHA・EPAを含みますが、6系のリノール酸を多く含むので食べ過ぎには注意です。

●ビタミンが活性酸素を撃退する

AMD予防に効果的なビタミンは、B、C、Eです。EとCは直接活性酸素の解毒に働き、さまざまな加工食品にも抗酸化剤として添加されています。Bは活性酸素の解毒につながる酵素の働きを助けます。図42はそれぞれのビタミンを含

【図42】**ビタミンを多く含む食材の代表例**

ビタミンB群	B_1	豚肉、うなぎ、そば、玄米
	B_2	レバー（豚・牛）、うなぎ、モロヘイヤ、納豆
	B_6	かつお、まぐろ、さんま、にんにく
	B_{12}	かき（貝）、あさり、ほたて、さば
	葉酸	鶏レバー、菜の花、ほうれん草、春菊、枝豆
ビタミンC	野菜類（ピーマン、ブロッコリーなど） 果物類（アセロラ、ゆず、キウイフルーツ、レモンなど）	
ビタミンE	種実類（アーモンド、ナッツなど）、ドライトマト 魚卵（いくら、たらこなど）、あん肝、うなぎ	

む代表的な食材です。

●亜鉛サプリは国産のものを

亜鉛は抗酸化酵素の補酵素として働きます。つまり、活性酸素やラジカルを体内にある酵素が解毒する際、それを助けるために作用します。

【亜鉛を多く含む食材】
貝類（牡蠣など）、肉類（レバー、牛肉など）、大豆製品（納豆、豆腐など）

また、亜鉛をたくさん摂取すると体内の銅が減少するため、AM

D予防サプリメントのように、亜鉛をたくさん含むサプリメントには銅が添加されています。

【銅を多く含む食材】
レバー、イカ、カニ、エビ、納豆など

ちなみに、亜鉛は摂りすぎると害があるので注意が必要です。『日本人の食事摂取基準』（厚生労働省／2020年）によると、成人の1日推奨量は男性11mg、女性8mgで、上限は40mgです。過剰摂取により銅欠乏、頭痛、嘔吐、腎障害、免疫低下、HDLコレステロール低下、神経障害を誘発することが指摘されています。特に気をつけたいのが、男性の前立腺障害です。

日本人の食事では、比較的亜鉛を含む食品を摂っていることもあり、**サプリメント使用時には亜鉛の過剰摂取に注意が必要です**。米国の「AREDS2（加齢性眼疾患研究）」で使用されたサプリメントの亜鉛は65mg（亜鉛酵母に換算）に相当し、摂取上限を超えています。したがって、**海外商品の個人輸入は危険です**。

国内で製造販売されている製品をお勧めします。

サプリメントの表記には要注意

サプリメントは薬ではなく食品です。薬は効果を得るために決まった量を通常毎日服用しなければなりませんが、サプリメントは食品ですので、飲まない日があってもまったく問題はありません。また、それに頼りきってはいけません。毎日の食事が基本です。しっかりと食事を摂り、それでも不足する分を補うのがサプリメントです。そもそも、「supplement」は「補足」という意味です。

国内では「○○によい」「○○の症状をやわらげる」などと宣伝されている商品が山ほどあります。しかし、科学的にその効果が検証されている製品は少ないので、安易に宣伝を鵜呑みにしないで、よく考えて摂取しましょう。スーパーで食材を買うとき、あれこれ品定めをしますよね？　ところが、サプリメントは「友だちがよいと言っていたから」とか、「宣伝でいかにも効きそうだったから」というだけで、よく考えずに飲んでいる方が多いようです。診察の際に患者さんに飲んでいるサプリメントを聞いても、成分どころか製品名やどこの会社のものかも知らない方が実に多いです。

たとえば、牛肉でも牛の種類、産地、鮮度によって味が違うように、一見同じ効果を持つようにパッケージに表記されたサプリメントでも、**原料や有効成分を溶かすための基材、カプセルの品質などがそれぞれ異なります。成分はもちろんですが、これらもしっかりチェックすることが大切です。**

たとえば、ルテインと一口に言っても、原料（多くはマリーゴールドの花弁）からの抽出方法がメーカーによって違い、純度や粒子の大きさが異なるので、腸での吸収に違いが生じるのです。

なかには抽出精製せずに、単に花弁をすり潰しただけのものもあります。これは抽出精製したものより当然重い（不純物を含む）ので、「なんとルテイン○g配合！」と、さもたくさん入っているように宣伝されていたりしますが、純度が低ければ実際の有効成分（ルテイン分子）は少ないはずです。

外国製品には手を出さない！

海外で販売されている商品をインターネットで取り寄せるのは、よほど知識を持った方以外にはお勧めしません。サプリメントには主成分以外にさまざまな添加物が入っているからです。なかには、日本政府の許可が得られていない添加物もあります。

また、主成分の許容量も、外国人と日本人では異なる場合があります。そもそも、体格も遺伝的な背景も異なる白人と日本人が、同じ量を摂取するのは常識的に考えてもおかしいですよね。アメリカのレストランのステーキの大きさに驚く日本人は多いですが、彼らと同じ量を食べたら、明らかに脂肪摂取過多となり、コレステロール値が上がるでしょう。白人は長い進化の過程で日本人よりも脂質の多い食生活をしてきたため、脂質を過剰に摂取しても日本人のように内臓脂肪がつきにくいのですが、もともと脂質摂取の少なかった日本人が急に脂質を増やすと、簡単におなか回りの内臓脂肪がついて動脈硬化が進みます。

サプリだって同じです。**信頼できる国内メーカーが製造販売している製品は国内基準に準拠していますので、そちらをお勧めします**。また、価格と販売方法にも注意してください。ものすごく高価な商品、逆に異常に安い商品は、よく考えてからにしてください。

それから、販売方法について。ドラッグストアや通販で販売されるのが一般的ですが、なかには販売員による訪問販売もあります。訪問販売のなかには「マルチ商法」と言われる問題業者も過去にはあったので、注意が必要です。

本当によく効くサプリメントとは？

臨床研究で有効性が証明されたサプリメントの内容は147ページの図39に記載しました。これらは白人を対象にした研究成果ではありますが、日本国内ではこのデータをもとにつくられた製品が販売されています。

【図43】AREDS2に準じた国内製品の例

商品名	成分	容量[mg]	用法
サンテルタックス20V	ビタミン	300	1日3粒
	ビタミンE	150	
	亜鉛	15	
	銅	1.2	
	ルテイン	20	
	ゼアキサンチン	3	
オプティエイド ML MACULAR	ビタミン	408	1日3粒
	ビタミンE	242.3	
	亜鉛	30	
	銅	1.5	
	ルテイン	20	
	ゼアキサンチン	4	
オキュバイト プリザービジョン2	ビタミン	408	1日4粒
	ビタミンE	242	
	亜鉛	30	
	銅	1.5	
	ルテイン	10	
	ゼアキサンチン	2	

「ＡＲＥＤＳ２」で示された処方成分をすべて含んでいる製品もあれば、そのうちのある成分だけを含む製品もあります。科学的根拠を重視するなら、すべてを含む製品がよいわけですが、ビタミンＣやビタミンＥ、亜鉛は食事からも十分摂取できるので、**ルテイン、ゼアキサンチンだけを含む製品でもよい**と、筆者は考えます。

「ＡＲＥＤＳ２」の内容を考慮した製品のなかには、眼科クリニックや病院での販売を主とした製品があり、ここではそれらに限り紹介します

（図43）。もちろん、これら以外の製品でも、同様の成分を含むものであれば大丈夫です。

メタボが目に危険をもたらす理由

「メタボリックシンドローム」とは、インスリン抵抗性（血糖値が上がる）、動脈硬化を起こす脂質異常、血圧上昇があり、心筋梗塞などの心血管疾患を起こしやすい状態を言います。図44はメタボの診断基準です。

高血圧、脂質代謝異常（コレステロール値や中性脂肪値が高い）がAMDの危険因子であることは古くから指摘されており、これらを併せ持つメタボの方はAMD発症リスクが高いと言えます。また、AMDを発症したあとでも、**血圧が上がれば新生血管からの出血が起こりやすくなります**。

さらに、心臓の冠状動脈が細くなった方や脳梗塞の既往がある方は、血液をサラサラにする薬（抗凝固剤ワーファリンや、抗血小板剤バイアスピリンなど）を

【図44】**メタボリックシンドロームの診断基準**

── 8学会策定新基準（2005年4月）──

●**腹腔内脂肪蓄積**

ウエスト周囲径……男性≧85cm　女性≧90cm

＊内臓脂肪面積
男女とも≧100cm^{2}に相当

※上記に加え、以下のうち2項目以上

●高トリグリセライド血症……≧150mg/dL

かつ／または

●低HDLコレステロール血症……<40mg/dL
男女とも

●空腹時高血糖……≧110mg/dL

服用している場合が多いです。

これらの薬は新生血管からの出血発生の可能性を高めるとともに、出血量も増え、たまに眼の中が血だらけというような大量の出血を起こす方もいます。薬の処方を受けている主治医とよく相談し、必要性と危険性を十分理解したうえで、メリットとデメリットを考えて使用することが大切です。

禁煙はＡＭＤ予防のための必須条件

ほぼすべての疫学研究で、**喫煙はＡＭＤ発症率を上げる強力な要因であることが証明されています**。特に、わが国で男性の有病率が高い要因として喫煙の影響があげられています。２０１９年の喫煙率は男性27・１％、女性７・６％（国立がん研究センター、がん統計）です。

厚生労働省研究班報告によると、滲出型ＡＭＤになる相対危険率すなわちオッズ比は、非喫煙者を１とすると現在喫煙者は２・９７倍、かつて喫煙者だった人は２・０９倍とされ、タバコを吸う方は発症率が高くなります。また、たとえ自分が吸わなくても、他人の煙（副流煙）を吸うのも危険です。

患者さんには初診時に喫煙歴を聞きますが、最近は禁煙している方が非常に増えました。タバコは肺がん、喉頭がん、食道がん、心筋梗塞、脳梗塞の危険因子です。まだ禁煙できていないみなさん、ぜひ、頑張りましょう。

アルコールの摂り過ぎで出血することも

飲酒とＡＭＤの発症率には直接的な関係はありません。ただし、アルコールには血管拡張作用があるので、滲出型ＡＭＤの方は飲酒により新生血管から出血する危険性が上がります。

実際に、旧友との再会で大いに盛り上がり、ついつい深酒をした翌朝に出血して「まったく見えなくなった」という患者さんがいました。お酒は適量にとどめるようにしましょう。

ベジメータで簡単にできる自己チェック

ＡＭＤ予防にルテイン、ゼアキサンチンの摂取がよいことはすでに述べました。

これらは主に野菜や果物に含まれます。野菜はカロテノイド以外にビタミン、ミネラル、食物繊維など健康維持に欠かせない栄養素が多数含まれており、AMDだけではなく、動脈硬化を抑制することから脳梗塞や心筋梗塞の予防になり、発がんの抑制にも有効です。

『健康日本21』では**1日の野菜摂取推奨量を350gと定めています**が、国民栄養調査（図45）では平均280・5g（2019年）で野菜が不足しています。特に20〜40歳代でより深刻です。高齢者は健康に気遣う方が多く、野菜摂取も若者よりは多いものの、まだ目標量に達していません。高齢の患者さんは、「私は肉をほとんど食べず、野菜ばっかり食べている」とよく言われますが、野菜の比率が多くても、実際に食べている絶対量が少ないのかもしれませんし、キャベツやキュウリなどの淡色野菜が多く、緑黄色野菜が少ない方もいます。

自分がどれくらい野菜を食べているかを調べるために、従来から栄養調査がよく行われています。これは栄養士が対象者にアンケートを取る方法で、対象者は自分が食べた食事内容をメモしたり写真に撮ったりして記録します。栄養士はそれを聞き出し、食品ごとの摂取量を推定し栄養素を計算します。非常に手間と時

【図45】日本人の野菜摂取量 男女・年齢別

野菜摂取量の平均値（20歳以上、性・年齢階級別）

国民栄養調査／厚生労働省（2019年）

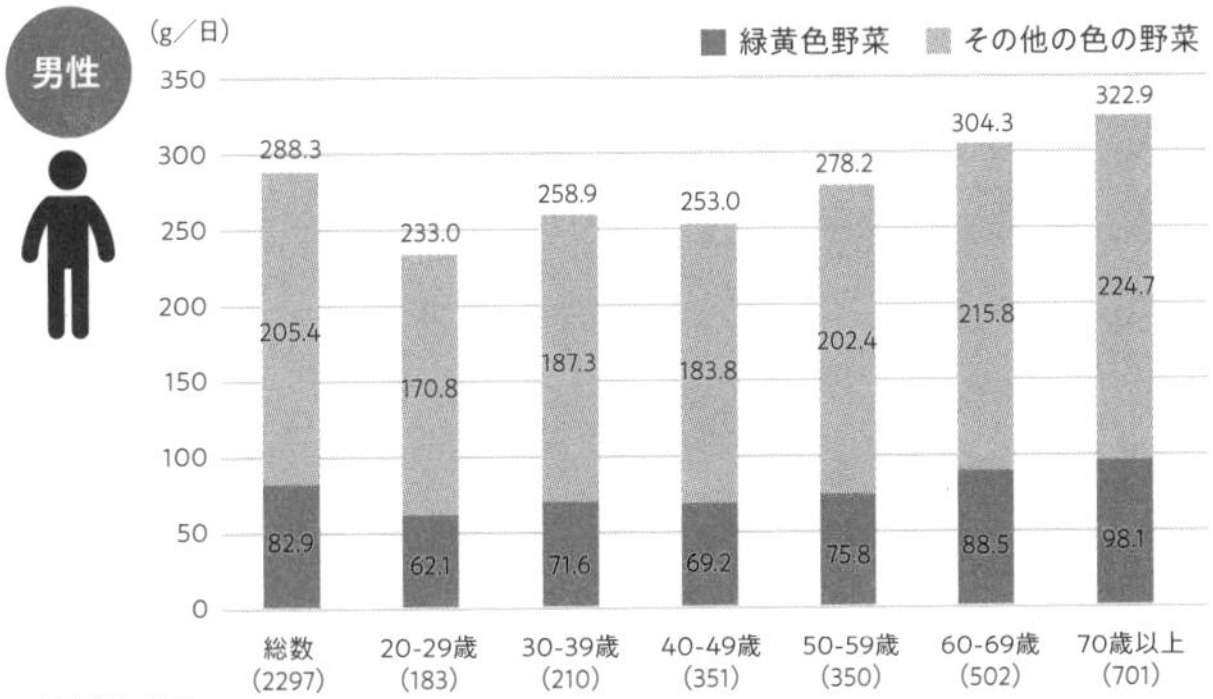

野菜摂取量が350g以上の者の割合（%）	30.1	19.7	21.9	24.2	28.3	33.3	36.9

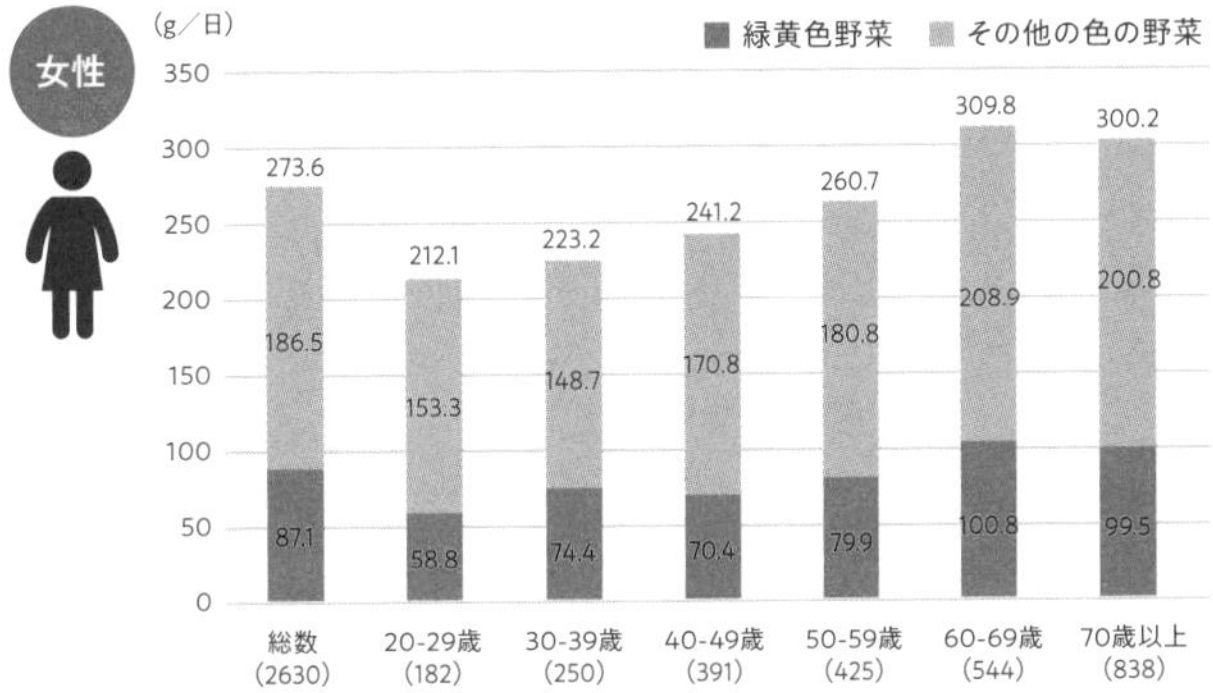

野菜摂取量が350g以上の者の割合（%）	26.5	14.8	14.8	19.4	24.0	35.7	31.1

推奨量 350g → 総合平均値 280.5g

間のかかる方法です。

病院では、糖尿病や腎臓病の患者さんに調査をしたうえで食事指導を行っていますが、一般の方に広く行うのは実際には無理です。そのため、自分が食べている野菜の量が十分かどうか、他の人と比べてどれくらいなのかを知る方法はありませんでした。そんな状況が続くなか、筆者が黄斑色素に関する研究を以前から共同で行ってきたユタ大学のゲラーマン、バーンスタイン両博士が、**野菜摂取量を簡単に評価できる装置『ベジメータ®』**（アルテック株式会社）を開発しました。**これは指先の皮膚にあるカロテノイドの量を測定する装置です**。皮膚に光を当てて反射光を測定するもので、カラダに悪影響を与えるものではありません。

皮膚のカロテノイドは血液内のそれと強く関係することがわかっています。また、血中カロテノイド濃度は野菜摂取量に左右されることから、皮膚のカロテノイド量を測れば、野菜摂取量が推定できるのです。聖隷浜松病院眼科では、国内で初めて多数の眼科患者や健常篤志者におけるベジメータを使用した皮膚カロテノイド量の測定試験を行い、図46の結果を得ました。

【図46】皮膚カロテノイド密度

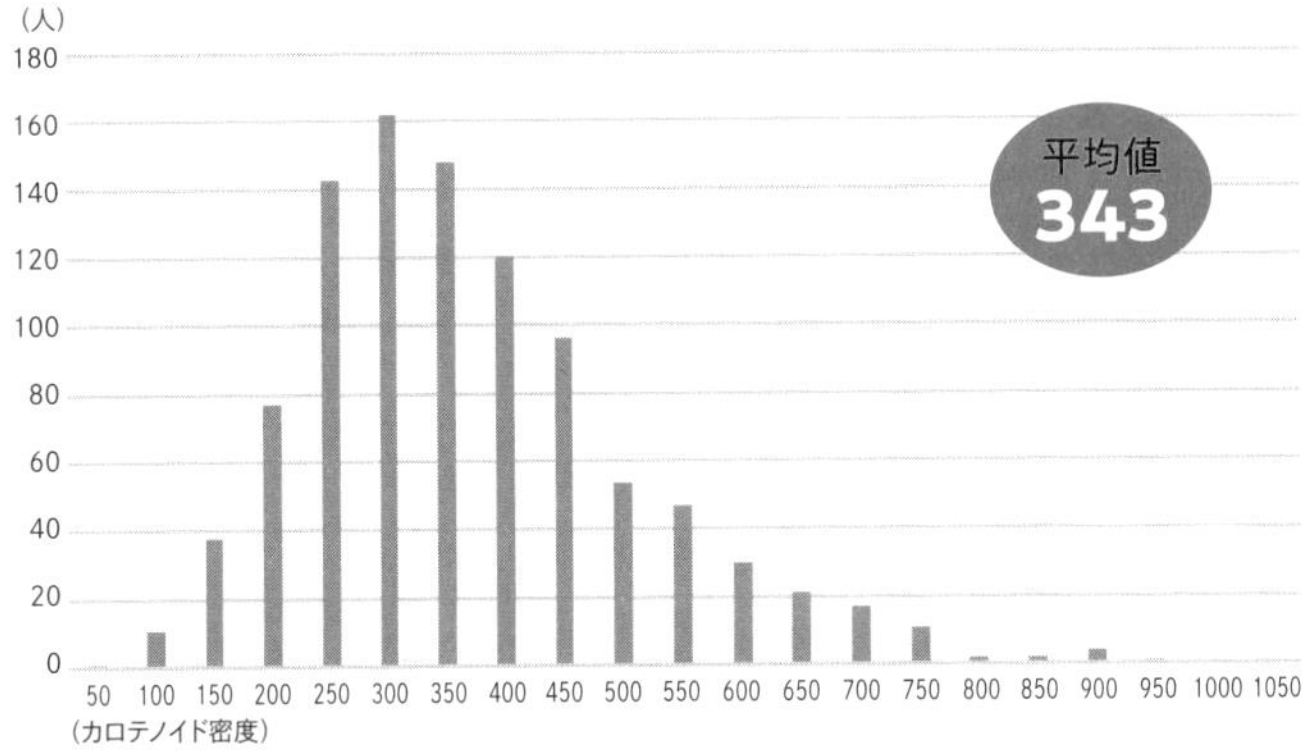

この試験の値が、現在、ベジメータを使用したさまざまな測定会の判定に用いられています。この試験では、女性が男性より21％、非喫煙者が喫煙者より27％高く、体脂肪率（ＢＭＩ）25％以上の肥満の人は低いことがわかりました。また、ルテインを含むサプリメントを飲んでいる人が、飲んでいない人よりも32％高かったことで、ルテインサプリメントの効果が示されたことになります。

さらに、聖隷健康診断センターの人間ドック受診者を対象に行った試験では、メタボリックシンドロームとの関係が明らかになりました。つまり、ベジメータによる皮膚カロテノイドの少ない方、すなわち**野菜摂取の少ない方はメタ**

ボの場合が多く、皮膚カロテノイドを測定することで、メタボになりやすいかどうかがわかる可能性があります。今後、さらに研究を進め、ＡＭＤや糖尿病との関連などを検討するつもりです。

ベジメータを使用すると、野菜摂取状況が数字として評価できます。自分の野菜不足が数値ではっきりすると、頑張ろうという意欲がわきます。野菜不足を改善するには、まず、自覚することが必要です。

筆者のこれまでの経験では、野菜不足を自覚した方は日々の食事を意識され、数カ月後に測定すると値が改善することがわかっています。そこで、現在、小中学生を対象に野菜摂取改善を目指したプロジェクトを行っています。今後、ベジメータが普及し、職域や学校での食事指導に使用できればと願っています。

おわりに

以上、現代人に増加しているAMDの発症機序から最新治療、また、発症予防や進行抑制のためによいと考えられること、なかでも日常生活のなかで自分ができることを中心に解説しました。

現代の医学はEBM（科学的根拠に基づいた医療）に準拠して行われますが、病気のメカニズムや治療法がすべて明らかになっているわけではなく、EBMを中心にしながらも、科学データからの類推や先人の知恵を生かした対応が必要だと思います。「野菜を食べなさい」「青魚が目にいい」などは昔から言われてきたことで、それらの言い伝えが現代の科学で実証される例はたくさんあります。

AMDはいったん発症すると生涯付き合わねばなりません。しかも、「加齢」と名がつくように、原則として自然によくなる方向には向かわず、年齢とともに進んでいきます。それでも現在の医学と本書に記載した自身の努力で、生涯大きな不自由がない程度にとどめることは可能です。

そのためには病気に関する知識を持って自ら考えること、事ここに至る前に将来を予想して準備をすること、つまり、小さな異変を見逃さずに早期診断・早期治療を受けることです。26ページで紹介したNさんのように、「片目が見えているから」との理由で異常を放置しないでください。寿命が100歳になろうとする現代では、「カラダの寿命」と「目の寿命」が一致しないケースが多く見られます。さあ、今日から目の寿命を延ばす努力を始めましょう。

最後に、本書で紹介したPDTおよび黄斑色素に関する研究を支え続けてくれた聖隷浜松病院眼科の郷渡有子先生、本書の企画を強く後押ししてくれた同・朝岡亮先生に感謝いたします。また、本書の発行にあたり構成、編集、付図整備に多大なご尽力を賜りました佐野之彦氏ならびに、CCCメディアハウスの鶴田寛之氏に深謝いたします。

2021年秋

聖隷浜松病院眼科部長　尾花　明

尾花 明（おばな・あきら）

聖隷浜松病院眼科部長。加齢黄斑変性に代表される「網膜硝子体」の治療と予防のスペシャリスト。1958年大阪市生まれ。1983年大阪市立大学医学部卒。87年同大学院を修了、同大医学部助手。1990年、独ルートヴィヒ・マクシミリアン大学留学。帰国後、大阪市大医学部講師、助教授を経て、2003年浜松医科大学客員教授。2004年から現職。現在、大阪市立大学客員教授、島根大学臨床教授。日本眼科学会専門医。医学博士。

「一生よく見える目」をつくる！

加齢黄斑変性《かれいおうはんへんせい》

治療と予防 最新マニュアル

2021年12月10日　初版発行

著　者　尾花 明

発行者　菅沼博道

発行所　株式会社CCCメディアハウス
〒141-8205 東京都品川区上大崎3丁目1番1号
電話　販売 03-5436-5721　編集 03-5436-5735
http://books.cccmh.co.jp

印刷・製本　株式会社新藤慶昌堂

ISBN978-4-484-21235-7

【アムスラーチャート】

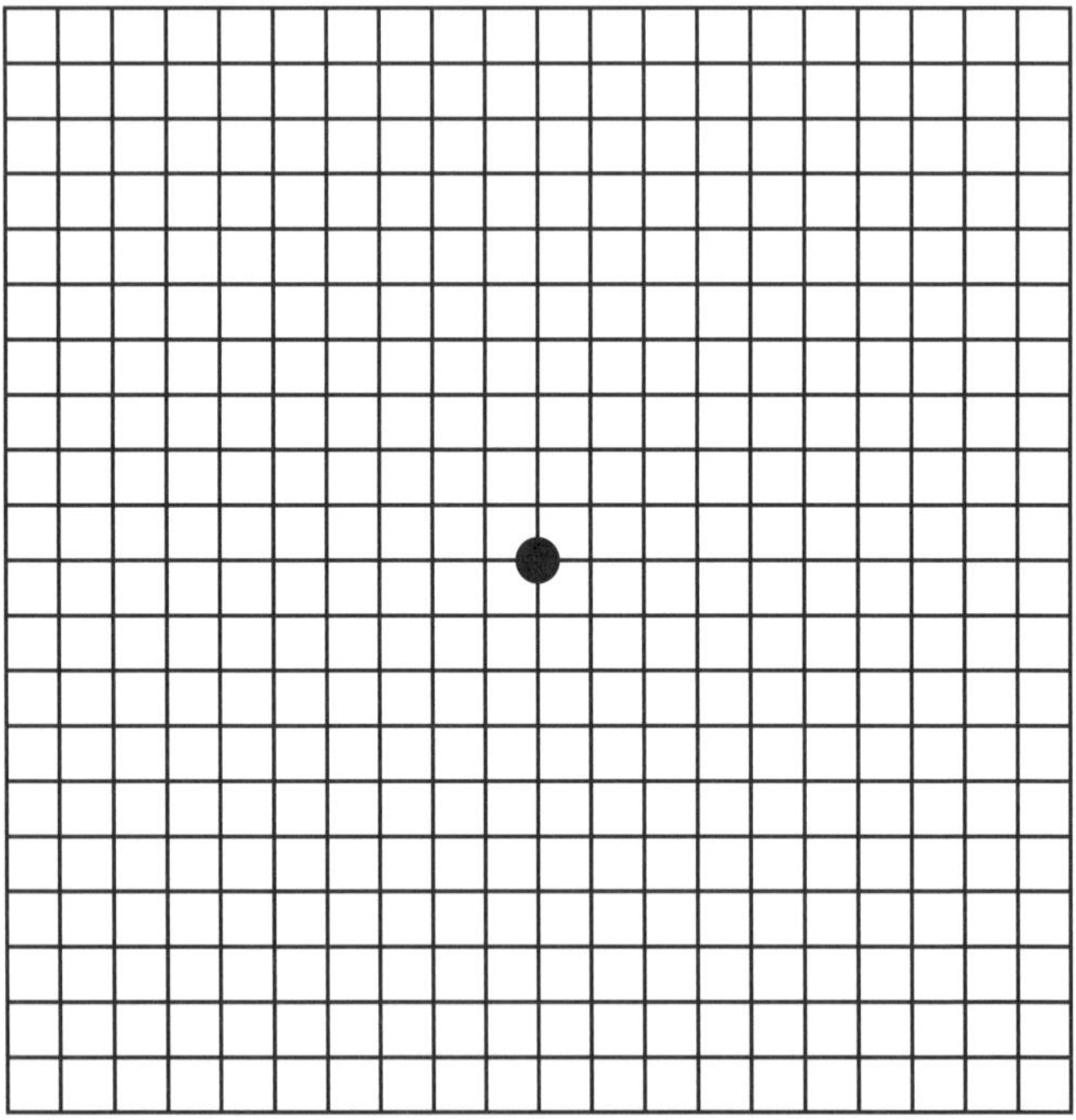